우리가 몰랐던

어깨 통증 치료의 놀라운 기적

우리가 몰랐던

어깨 통증 치료의 놀라운 기적

박성진(재활의학과 전문의) 지음
문재호(연세의대 명예교수) 추천

ⓤ 중앙생활사

아픈 어깨로 고생하는 환자들의 길잡이

100세 시대에 사는 우리는 재활의학의 기본 개념인 독립적인 양질의 삶(Quality of Life)을 추구하며 살고 있다.

모두가 바라는 웰빙(wellbeing)의 기본은 바른 자세. 어깨도 마찬가지다. 어깨를 활짝 펴면 자신감 있고 건강하게 보이며, 기분 좋게 하루를 느끼게 된다. 또 노화와 퇴행성 변화를 늦추게 되고, 남의 도움 없이 건강하게 오래 살게 된다.

지난 40년간 국민건강보험공단 자료에 의하면, 급성 소화기계나 감염성 질환은 감소한 반면, 만성 질환(고혈압, 당뇨병, 심장병, 암) 및 만성 퇴행성 근골격계 질환(척추 디스크, 관절염, 골다공증, 오십견 등의 어깨 질환)은 급격히 늘어나고 있다.

특히 퇴행성 근골격계 질환인 경우, 환자 자신의 관리가 병원에서의 관리 못지않게 중요하다. 왜냐하면 대부분 원인이 환자 자신의 반복적인 나쁜 자세로 인해 몸에 무리가 온 것이기 때문이다. 그래서 본인 스스로의 예방 및 자가관리가 매우 중요하다. 따라서 어떻게 몸을 관리해야 하는지를 배워서 혼자 하는 자기관리가 핵심이다.

우리나라에서 재활의학과 전문의제도가 시행된 지 35년이 지났지만 학교, 가정, 직장에서는 바른 자세와 건강한 어깨를 위한 교육이 거의 없고, 일반인을 위한 적절한 지침서도 여전히 부족한 상태다.

이러한 상황에서 사랑하는 제자인 박성진 재활의학과 전문의가 각고의 노력 끝에 그동안 직접 진료하고 연구한 경험을 바탕으로 집필한 책이 출간된 것을 축하해 마지않는다.

이 책이 바쁜 생활을 하는 현대인뿐만 아니라 의사, 전공의 학생들에게도 큰 기쁨을 안겨줄 수 있을 것으로 생각한다. 또한 어깨 통증으로 고통받는 많은 환자들에게도 건강의 회복과 유지에 도움이 되기를 바란다.

'88 서울올림픽 의무위원 역임, 연세의대 재활의학교실 주임교수 역임,
강남세브란스병원 척추병원장 역임, 대한재활의학회장 및 근전도 전기진단의학회장 역임,

현 연세의대 명예교수

문재호

이젠, 어깨에 힘 팍 주자

"난생 이렇게 아픈 건 처음이었어요. 마치 어깨에 불이 난 것 같아서 한숨도 못 잤어요."

이렇게 말하며 아픈 어깨를 부여잡고, 시뻘건 눈으로 필자를 찾아오는 환자들을 보면 '얼마나 힘들었을까'라는 생각과 함께 안타까움이 밀려온다.

마치 기다리기라도 했다는 듯이 우리 재활치료팀(특공대)은 환자의 급한 불을 끄기 위해 응급실에서처럼 일사분란하게 움직인다. 한 시간 정도에 걸쳐 진찰, 검사, 치료가 끝나고 환자가 '이제 좀 살만하다'라고 안도의 한숨을 내쉬면 우리 팀원들도 마음이 놓인다. 지금부터는 환자와 협력하면서 본격적인 재활운동 치료에 돌입할 수 있기 때문이다.

"제 어깨 통증이 완치 가능합니까?"

"치료기간은 얼마나 걸립니까?"

"어깨가 아파서 골프도 못 치고 있어요. 빨리 골프를 쳐야 하는데, 뾰족한 방법이 없을까요?"

처음 내원한 환자를 진찰하고 검사결과에 따른 치료를 마친 다음 동영상 자료를 보여주면서 상세히 설명을 해도, 환자분들이 답답한 나머지 위와 같은 질문을 반복하곤 한다.

이런 질문에 대해 필자는 "지금보다는 확실히 나아질 테니, 100% 건강한 어깨를 갖기 위해서 같이 노력해봅시다"라고 대답한다. 혹시 모를 상황에도 대비하여 완성도를 높이기 위해 신중에 신중을 기한다.

대부분의 사람이 중년을 넘어서면서부터 몸에 문제가 생기기 시작한다. 어깨 통증도 마찬가지다. 자료에 따르면, 우리나라에서 오십견으로 고생하는 환자는 대략 100만 명에서 250만 명 정도라고 한다. 적지 않은 숫자다. 게다가 노령 인구와 스포츠를 즐기는 인구가 증가하고 있고, 바르지 못한 자세로 업무에 열중하는 직장인과 공부와 씨름하는 학생들이 증가하는 추세로 볼 때, 앞으로 그 수가 더 늘어날 전망이다.

이렇듯 좋지 못한 자세는, 척추는 물론이고 어깨 관절에도 직접 또는 간접적으로 통증을 일으킬 수 있다. 바른 자세가 중요한 이유다.

이 책은 필자가 늘 마주하는 어깨 아픈 환자분들에게 속 시원한 정보와 해결책을 드리기 위해 도움이 될 만한 자료와 사례들을 가능한 한 쉽게 이해할 수 있도록 정리하였다. 또한 어깨가 아플 때 병원에서 주로 하는 검사와 치료에 대한 설명도 해놓았으므로 병원 가면 무슨 검사와 치료를 받게 되는지에 대해서 감을 잡을 수 있을 것이다.

이미 의료인들 또는 운동 전문가들이 어깨 통증에 관한 책들을 출간했다. 그러나 내용이 어려운 경우가 많고, 진단이나 치료가 구체적이지 않은 경우도 많다. 그래서 이 책에서는 그러한 내용을 보완하여 진단과 치료가 어떻게 진행되는지에 대해 환자 입장에서 이해할 수 있도록 하였다.

책의 내용으로는 어깨 통증의 오해와 진실에 대한 설명이 PART 1에 있고, PART 2에는 어깨 질환에 대한 설명과 그 치료법들이 있다. PART 3은 혼자서 손쉽게 할 수 있는 재활운동법이 있으며, PART 4에는 어깨와 무관한 듯 보이지만 실제로 매우 중요한 생활습관에 대해 설명하고 있다.

어깨가 아픈 환자의 운동은 건강한 사람의 운동과 달라야 한다. 매우 세심한 주의가 필요하다. 어깨 관절을 구성하는 뼈와 근육과 힘줄 등을 점검하여 어깨 전반에 걸쳐서 안전하다고 확인된 다음 재활의학과 전문의가 처방(운동 종류, 자세, 횟수, 운동주기, 주의사항 등)한 대로 해야 안전하고 효율적인 치료적 재활운동이 될 수 있다.

주사나 시술 혹은 수술로 통증이 가라앉았다 해서 치료가 끝난 것이 아니라, 정상으로 회복을 위한 재활치료를 시작해야 한다. 극심한 통증은 일단 급한 불부터 끄는 것은 당연하다.

그러나 그에 대한 근본적인 치료나 재활치료와 같은 마무리 치료가 되지 않으면 또 아플 가능성이 매우 높다. 그럼에도 바쁜 나머지 본의 아니게 마무리 치료나 근본적인 치료를 하지 못해서 통증이 재발했다고 필자를 찾아오는 경우가 종종 있다. 재발처럼 보이지만, 실제로는 다 낫지 않았던 것이다. 마치 화재진압에서 큰 불길은 잡았지만, 불씨는 남겨진 격이다. 모든 일이 그러하듯 마무리가 중요하다.

필자는 무엇보다 환자분들을 인간적으로 깊게 이해하려고 노력한다. 환자와 항상 소통하고 공감하라는 말을 의과대학 시절부터 전공의를 거치면서 수없이 들었지만, 아직도 부족함을 느낀다. 그래서 어떻게 하면 어깨 아픈 분들의 속마음을 경청하고 공감하여 진정한 소통을 이루어 치유의 길로 이를 수 있을까를 구체적으로 실천하려고 오늘도 안간힘을 쓰고 있다.

의료진과 환자가 소통을 통해 협력이 잘 되면 잘 될수록 결과가 좋다. 십수 년 동안 어깨 통증의 재활치료에 몰두하고 있는 필자의 경험으로 볼 때, 지금까지 그래왔고 앞으로도 그럴 것으로 믿는다. 좋은 결과를 위해서는 주치의, 간호사, 물리치료사, 환자 모두 혼연일체가 되어 공을 들여야 한다.

환자는 의사의 스승이다. 필자를 믿고 어깨를 맡겨주신 환자분들에게 감사드린다. 치료에 어려움이 예상되는 환자와 머리를 맞대고 소통, 고민하면서 노력하다보면 문제가 해결되는 경우가 많다. 이럴 때는 엔도르핀이 나와서 기운이 용솟음친다. 하루 종일 기분이 좋다.

물론 그 반대인 경우도 있다. 하지만 포기하지 않고 노력하는 가운데 길이 있을 것이라는 굳건한 믿음이 있기에 필자는 어깨 통증 해결을 위한 도전을 계속해 나갈 것이다.

이러한 필자와 환자의 상호 협력하는 노력이 좋은 결실을 맺으리라 기대하고, 이 책이 어깨 통증으로 고생하는 환자분들에게 가뭄의 단비가 되기를 바란다.

끝으로 이 책이 나올 수 있도록 도움을 주신 영원한 스승 문재호 연세의대 명예교수님과 중앙생활사 김용주 대표님, 한옥수 부장님과 관계자 여러분께 깊은 감사를 드린다. 또한 늦은 밤까지 원고를 검토해 준 아내, 탈고에 조언과 도움을 주신 양동칠 전 핀란드 대사님, 필자와 함께 모델로 참여한 바서우 어린이에게도 감사드린다.

저자 박성진

PART 3

어깨 재활운동의 모든 것
어깨 리모델링 운동

PART 4 좋은 습관이 명품 어깨를 만든다
세 살 어깨, 평생 간다

팩트 체크

어깨 통증에 대한 오해와 진실

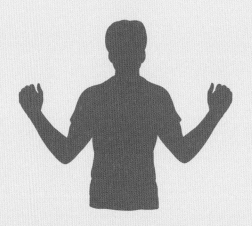

느닷없이 아픈 어깨,
오십견일까?

결론부터 말하자면 어깨가 아프다고 모두 오십견은 아니다. 그러나 어깨 통증은 곧 오십견이라는 부동의 등식이 아직도 상당 부분 자리잡고 있는 듯하다. 그리고 아픈 어깨는 시간이 해결해 준다는 고정관념에 사로잡혀 정확한 병명조차 모른 채 기나긴 고통의 터널을 지나다가 도저히 참을 수 없어 필자를 찾아온 환자를 만날 때면 참으로 안타까움을 금할 수 없다.

최근에는 스마트폰을 비롯한 각종 언론매체의 발달로 어깨 통증의 원인에 대한 정보도 널리 알려지고 있는 추세다. 그러나 정보의 홍수 속에서 옥석을 가리는 일이 중요하기에 하나씩 풀어가려고 한다.

'오십견(五十肩)'이라는 병명은 없다. 오십견은 50세 전후로 발생하는 어깨 통증이라는 일본식 표현이다. 나이 들어서 생기는 어깨 통증이라는 의미다. 오십견의 정확한 이름은 '동결견(frozen shoulder)' 또는 '유착성 관절낭염(adhesive capsulitis)'이다.

동결견은 서양식 표현으로, 얼마나 아팠으면 '얼어붙은 어깨'라고 했을까? 말뜻은 재미있기도 하지만 동결견의 무시무시하고 지긋지긋한 통증에 시달리는 환자들에게는 몸서리치도록 끔찍한 말일 뿐이다. 이 책에서는 '동결견'을 편의상 '오십견'이라 하겠다.

어깨는 관절이 5개나 있다?

그렇다. 어깨는 5개의 관절이 있다. 그래서 양쪽 어깨에는 무려 10개의 관절이 있다. 또한 어깨 관절은 매우 복잡하고 정교하게 구성되어 있다. 따라서 어깨 아픈 환자의 원인을 찾아내서 치료하는 것도 세밀할 수밖에 없다.

5개 관절의 이름은 다음과 같고, 다음 그림에서 노란색 동그라미(○)로 표시했다. 그중 3개는 실제 뼈와 뼈가 이루는 관절이고, 나머지 2개는 기능적 관절(뼈가 직접 맞닿은 것은 아니지만 어깨의 움직임에 도움을 주는 관절)이다.

- 실제 관절 3개 : ① 상완와 관절 ② 견봉쇄골 관절 ③ 흉골쇄골 관절
- 기능적 관절 2개 : ④ 견봉하 공간 ⑤ 견갑흉곽 관절

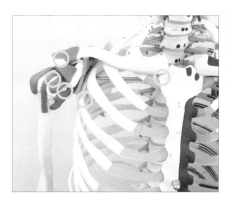

[그림 1.1] 5개의 어깨 관절(노란색 동그라미). 한쪽 어깨에 무려 5개의 관절이 있다. 복잡하고 정교한 5개의 관절이 서로 유기적으로 작용하여 매끄러운 어깨의 움직임을 만들어낸다.

그중에서 실제 관절 중 첫 번째인 상완와 관절이 어깨 관절의 대표 격으로, 움직이는 범위가 가장 크고, 오십견이 발생했을 때 환자의 증상에 가장 큰 영향을 미치는 매우 중요한 관절이다. 물론 다른 관절들도 조금씩은 연관되어 있다.

어깨 통증을 일으키는 병명은 여러 가지다

언제부터인가 어깨가 아프기 시작했는데, 좀 지나면 좋아질 줄 알았다. 그런데 오히려 더 아프기만 하다. 왜 이렇게 아픈 것일까?

어깨가 아플 때 의심할 수 있는 질환으로는 석회성 힘줄염, 어깨 충돌증후군, 회전근개 파열, 상부 관절와순 전후방 파열, 이두박근 힘줄염, 어깨 관절염(관절와 상완 관절염), 견쇄 관절염, 근막통증증후군, 관절와순손상, 동결견에 이르기까지 그 종류가 많고 낯선 이름부터 익숙한 이름까지 다양하다.

어깨 관절을 대표하는 상완와 관절은 [그림 1.2]와 같이 받침대 T 위에 얹혀 있는 골프공과 같은 모양을 하고 있다. 마치 바닥이 좁은 접시 위에 공을 올려놓은 듯하다. 그래서 팔을 거의 360도로 움직일 수 있는 운동성을 갖고 있는 반면, 자칫 잘못하다가는 접시 아래로 공이 떨어지는 것과 같은 관절의 탈구가 잘 일어날 수 있기 때문에 안정성은 낮은 편이다.

물론 이러한 낮은 안정성을 보완하기 위해 회전근개 힘줄, 관절와순, 많은 인대와 같은 구조물들이 뼈와 치밀하게 얽혀 있으면서 어깨의 안정성을 높이고 있다.

어깨 관절에 흔히 발생하는 질환들은 'PART 2'에서 자세히 설명해 놓았으므로 여기서는 병명과 그 특징을 주로 설명하려고 한다.

① 오십견(동결견, 유착성 관절낭염) : 살짝만 부딪히거나 조금만 움직여도 어깨를 부여잡을 정도로 아프다.

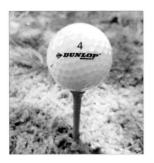
[그림 1.2] 주황색 받침대(견갑골에 해당) 위에 올려진 골프공(위팔뼈에 해당)

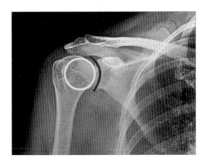
[그림 1.3] 정상 어깨의 엑스레이 사진. 위팔뼈(노란색)가 견갑골(빨간색)이라는 좁은 접시 위에 얹혀 있는 모양이다.

② 석회성 힘줄염 : 어깨에 불난 것처럼 몹시 아프다.

③ 어깨 충돌증후군 : 팔을 움직일 때 소리가 나면서 아프다.

④ 회전근개 파열 : 힘이 없어 팔을 들기 어렵다.

⑤ SLAP(상부 관절와순 전후방 파열) : 좀 생소하지만, 무거운 것을 들 때 아프다.

⑥ 근막통증증후군 : 어깨 결림, 특히 상부 승모근 부위가 뭉치고 아프다.

⑦ 뇌졸중 후 어깨 통증 : 뇌졸중으로 한쪽 팔이 마비되어 어깨 관절이 굳으면서 아프다.

어깨 통증, 정확히 알고 제대로 치료하자

중년 이후로는 어깨 통증으로 고생하는 사람들이 많다. 손을 많이 쓰는 사람은 물론 사무직 근로자라 할지라도 어깨가 아파서 일상생활(머리감기, 빗질, 옷 입고 벗기, 젓가락질 등)이 힘들다고 한다. 심지어 가만히 있을 때도 아파서 파스로 도배하고, 팔을 신줏단지 모시듯 베개나 쿠션에 잘 올려둔 후 지친 나머지 겨우 잠든다. 하지만 약간의 뒤척임에도 어깨가 아파서 밤잠을 설치는 경우가 많으니, 그 고통은 이루 말할 수 없을 지경이다.

또한 통증이 오래되면 짜증이 나고, 급기야 우울증까지 생긴다. 이러한

팩트 체크

신체적, 정신적 문제로 인해 살맛이 안 난다.

그런데 어깨 아프다고 해서 모두 오십견은 아니다. 그러기에 우선 정확한 진단에 따르는 근본적인 치료를 받는다. 동시에 어깨 관절에 나쁜 생활습관을 교정한다(예 : 바른 자세를 생활화한다). 나아가 혼자 할 수 있는 재활운동법을 배워서 꾸준히 실천하면 치료는 물론이고 질병 예방 효과까지 있으니 금상첨화리라.

또한 아픈 어깨를 오십견으로 지레짐작하고 시간이 지나면 나을 거라고 기다리지만 말고, 전문가에게 정확한 조기 진단, 조기 치료, 조기 재활을 해서 건강한 어깨로 거듭나길 바란다.

어깨 아플 때 **엑스레이 검사**와
또 어떤 검사가 도움될까?

집에 물이 샐 때 방수업체에서 물 새는 부위를 찾은 다음 수리를 한다. 누수 부위를 찾기 위해 초음파 장비를 동원한다. 누수 문제도 첨단장비를 이용하듯이 어깨가 아플 때도 정확한 진단을 위해 전문의의 세심한 문진과 어깨 진찰을 받아야 한다. 이어서 필요한 검사를 하고, 그 결과로 정확한 병명을 안 다음 환자 맞춤형 치료계획을 세우게 된다.

필자의 전공분야가 어깨 관절인지라 필자가 만나는 환자 대부분은 어깨가 아프다는 분들이다. 이전에 필자에게 치료를 받았고, 주기적으로 체크하러 오시는 분이라면 특별한 검사 없이 그동안의 안부를 묻고 어깨를 진찰하는 정도로 진료가 끝나는 경우가 꽤 있다.

그러나 처음 오시는 분이라면 충분한 대화로 문진을 하고, 직접 어깨 진찰을 한 다음 기본적인 정보를 얻기 위해 엑스레이 검사를 한다.

팩트 체크

부러진 것도 아닌데 엑스레이는 왜 찍나?

어깨가 아플 때 할 수 있는 검사는 간단하게는 엑스레이 검사부터 초음파 검사, CT 검사, MRI 검사, 관절 조영술 검사, 적외선 체열촬영 검사, 신경 근전도 검사 등 다양한 검사가 있다. 어깨 전문의의 면밀한 진찰과 개개인의 상태에 따라 적절한 검사를 하면 어깨 통증을 해결하는 데 도움이 된다.

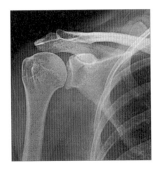

[그림 1.4] 정상 어깨 관절의 엑스레이 사진

가정주부 김모 씨(여, 56세)는 오른쪽 어깨가 3개월 기량 이팠으니 그럭저럭 견딜 만했다. 그런데 어느 날 새벽에 갑자기 어깨가 불이 나듯이 아파서 필자에게 진찰을 받은 다음 엑스레이 검사를 했더니, [그림 1.5]와 같이 석회덩어리가 있었다. 엑스레이 검사로 '석회성 힘줄염'을 진단한 것이다.

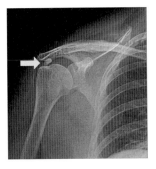

[그림 1.5] 석회덩어리(노란색 화살표)가 있는 어깨 사진

이렇게 어깨 엑스레이 검사는 어깨 단순 방사선 검사라고 하는데, 주

로 어깨 관절을 구성하는 뼈와 관절의 상태를 알아보기 위해 찍는다. 촬영하기가 간단하다는 장점이 있는 반면, 자세히 알기가 어렵다는 단점이 있다. 하지만 기본적인 상황을 알기 위해 찍는다.

엑스레이 검사를 통해 뼈가 부러지거나, 어깨가 빠지거나, 관절이 닳아 있거나, 석회덩어리 유무 등과 같은 상태를 알 수 있다. 비용도 비싸지 않다. 만약 엑스레이 검사에서 특별한 이상이 없는 경우에는 어깨의 근육, 힘줄, 인대, 신경의 문제를 찾기 위해 다음 단계 검사를 한다.

어깨 아플 때 정확한 원인을 알아보기 위한 검사법

❶ 초음파 검사

어깨 엑스레이 검사보다 어깨를 자세히 볼 수 있는 검사가 바로 초음파를 이용하여 어깨 관절을 보는 것이다. 어깨 초음파 검사는 엑스레이 검사만큼 익숙한 검사다. 우리가 들을 수 있는 음파의 주파수는 20,000Hz(헤르츠)까지다. 초음파는 20,000Hz 이상의 소리를 사용하므로 들을 수 없다.

이러한 초음파 검사를 통해 엄마 뱃속의 아기 상태를 확인하거나, 3차원 초음파로 태아의 얼굴 사진도 찍을 수 있다. 산모도 마음 놓고 사용하는 안전한 검사인만큼 엑스레이와 달리 방사선에 대한 위험 없이 우리 몸속을 들여다 볼 수 있는 검사다.

초음파 검사가 어깨 관절에 적용된 것은 1979년 셀처(Seltzer) 등이 처음 소개한 이후 많은 발전을 거듭해 왔다. 더욱이 7.5MHz 이상의 고주파수 변환기의 사용으로 MRI와 거의 비슷한 정밀도가 있다.

특히 어깨 관절은 움직여 가면서 검사할 수 있고, 아프지 않은 반대편과 비교할 수도 있어서 진단에 많은 도움이 되고 있다. 또 초음파는 치료할 때도 어깨 관절의 힘줄, 인대, 근육, 신경, 혈관까지 확인할 수 있기에 통증 원인을 찾아서 해결의 실마리를 찾을 수 있는 장점이 있다.

목수인 이모 씨(남, 60세)는 갑작스럽게 심해진 어깨 통증으로 필자를 방문하여 엑스레이를 찍었지만, 별다른 이상 소견이 없었다. 그래서 추가로 초음파 검사를 했더니, 다음 그림과 같이 윤활낭염(어깨 관절이 잘 움직일 수 있도록 하는 윤활액이 있는 부위에 생긴 염증)으로 진단되었다.

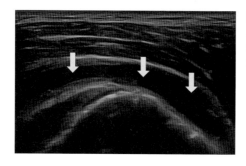

[그림 1.6] 어깨 초음파 검사에서 시커멓게 부어 있는 윤활주머니(노란색 화살표)에 염증 소견이 있다.

❷ CT 검사

컴퓨터 단층 촬영으로 단면을 촬영하여 전체를 알아볼 수 있는 검사로서, 엑스레이와 마찬가지로 방사선을 이용한 검사다. 하지만 엑스레이와 달리 어깨 통증에 대해서는 엑스레이에서 나타나지 않는 골절 유무를 확인하기에 좋다.

❸ MRI 검사

자기공명영상 검사로 어깨의 인대, 힘줄, 근육, 신경과 같은 구조를 확인하기에 좋다. 수술을 앞두고 구체적인 상황 파악이 필요하거나 수술 후 상태를 평가할 때 유용하다. 또한 어깨 손상이 심하거나, 어깨 관절의 깊숙한 부위인 관절와순, 종양과 같은 구조는 초음파 검사로 확인이 어렵기에 MRI 검사가 필요하다.

사회인 야구를 하는 직장인 김모 씨(남, 35세)는 주말에 야구를 할 때는 거의 안 아픈데, 월요일이 되면 어깨가 아파오곤 해서 필자를 찾아왔다. 얼마 전 다른 병원에서 찍은 엑스레이 검사는 문제가 없었다고 해서 초음파 검사를 했더니, 어깨 힘줄이 부어 있고 윤활주머니에 염증 소견이 있었다. 그래서 초음파로 봐 가면서 윤활주머니에 소염제를 투여했더니 증상이 좋아졌다.

그런데 1개월쯤 지나서 다시 아프다고 필자를 찾아왔다. 이번에는 정밀

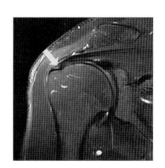

[그림 1.7] 어깨 MRI 검사에서 극상근 힘줄의 부분 파열(노란색 화살표)이 있다.

검사인 MRI를 찍었더니, 어깨 힘줄이 부분적으로 파열되어 있었다. 이렇듯 다른 검사에서 확정적 진단이 어려운 경우에는 MRI 검사가 필요하다.

김씨는 모든 운동을 중단하고 바른 자세를 비롯한 어깨 관절에 좋은 생활습관을 기르고, 일상생활도 조심스럽게 하면서 2개월 동안 필자의 처방에 따른 재활운동 치료 프로그램을 충실히 하였다. 지금은 완전히 회복되어 좋아하는 야구를 마음껏 하고 있다.

❹ 관절 조영술 검사

오십견을 정확하게 진단하기 위한 가장 좋은 방법은 관절 조영술 검사다. 이 검사는 조영제라는 물질을 어깨 관절에 주사하였을 때, [그림 1.8]처럼 검은색 조영제가 관절주머니에 넓게 퍼지면 유연하고 탄력성이 있는 정상 관절로 진단한다.

한편, [그림 1.9]처럼 오십견으로 인해 쪼그라들어 용적이 줄어든 관절

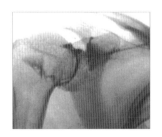

[그림 1.8] 정상 어깨 관절 조영술(검은색 조영제가 관절 내부 공간에 골고루 잘 퍼져 있다)

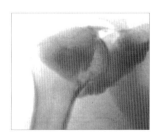

[그림 1.9] 오십견 어깨 관절 조영술(조영제가 잘 퍼지지 않고 역삼각형 모양으로 좁아진 관절 내부 공간)

인 경우, 조영제가 좁아진 관절주머니에만 모여 있는 것을 확인할 수 있다. 이러한 특징적인 소견이 있을 때 오십견으로 확정 진단한다.

그런데 관절 조영술은 오십견을 확정적으로 진단할 수 있는 장점이 있는 반면, 다른 검사들과 달리 3가지 단점이 있다. 첫째, 어깨 관절에 조영제 주사를 맞아야 하고, 둘째, 조영제에 대한 알레르기 반응이 나타나서 환자가 고생할 수도 있다. 셋째, 방사선 투시기를 이용해야 하므로 환자와 의료진 모두 상당한 방사선에 노출될 수 있다. 이런 단점 때문에 관절 조영술은 필요한 경우에만 제한적으로 처방하고 있다.

❺ 그 밖의 검사

디지털 적외선 카메라를 이용하여 몸의 온도를 측정하는 적외선 체열 촬영 검사(DITI : Digital Infrared Thermal Imaging)와 목 디스크와 같이 신경이 눌리거나 손상이 의심될 때, 어느 신경에 얼마만큼의 문제가 있는

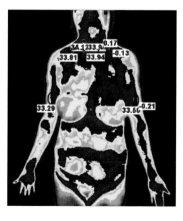

[그림 1.10] 양팔을 벌리고 서 있는 몸의 앞면 사진. 오른팔에 비해 왼팔의 온도가 높다. 뇌졸중 발병 후 왼팔에 반사성 교감신경성 이영양증 환자의 적외선 체열촬영 소견이다.

지를 알 수 있는 신경 근전도 검사를 통해서 어깨 통증의 원인과 그 병명을 알 수도 있다.

한편, 뇌졸중 환자에게서 후유증으로 반사성 교감신경성 이영양증이 발생할 경우에는 [그림 1.10]과 같이 나타난다. 오른팔보다 왼팔에 붉은 색이 더 많다. 왼팔의 온도가 더 높다. 마비된 왼팔로 혈액의 쏠림이 많음을 알 수 있다.

어깨가 아플 때 치료도 중요하지만, 정확한 진단이 우선이다. 통증의 원인이 무엇인지 정확히 알고, 그에 맞는 치료에 들어가야 한다. 그러기 위해서는 전문의와 충분한 소통을 하고 세심한 진찰과 더불어 필요한 검사를 통해서 정확한 병명을 안 후 개인 맞춤형 치료를 받아야 한다. 과녁 없는 명중이 없듯이 정확한 진단으로 과녁을 세운 뒤 치료라는 화살을 쏘면 좋은 결과가 있을 것임을 확신한다.

현대인의
경추(목뼈)가 **위험**하다

　현대인의 자세가 위험하다. 나쁜 자세가 척추와 관절에 나쁘다는 것을 모르는 사람은 없을 것이다. 습관이므로 쉽사리 고쳐지지 않는다. 습관이 무서운 이유다. 바르고 건강한 척추와 관절을 위해 원인분석과 해결책에 대해서 알아보자.

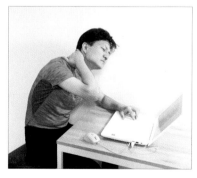

[그림 1.11] 일하다 말고 목을 부여잡고 인상을 쓰고 있는 사무직 근로자

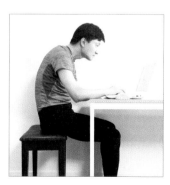

[그림 1.12] 나쁜 자세로 컴퓨터 작업 중인 근로자

우리나라는 IT 강국이다. 그에 걸맞게 남녀노소 불문하고 디지털 기기와 스마트폰이 필수품된 지 오래다. 스마트폰의 알람 소리에 눈을 뜨기 시작해서 출퇴근길이나 등하굣길에 걸어 다니면서 뚫어져라 스마트폰을 쳐다보는 사람들이 어색하지 않을 정도다.

스마트폰이 없으면 허전한 나머지 불안하기까지 하다. 집에 두고 온 날이라면 그날 업무가 마비될 지경이다. 상황이 이쯤되면 스마트폰 중독에 가깝다. 현대인의 상당수가 그러할 것이다.

척추와 관절이 아플 수밖에 없는 이유

예전에는 목, 등, 허리에 생기는 척추 질환은 어르신들의 전유물이었다. 그런데 요즘은 어르신들은 물론 학생들과 직장인들까지 척추 문제로 병원을 찾는 이들이 부쩍 늘고 있다.

치열한 입시 경쟁을 하는 학생들은 아침부터 밤늦게까지 학교와 학원에서 쉴 새 없이 공부하고 있다. 직장인도 성과와 승진 경쟁에 몰두하느라 컴퓨터와 온종일 씨름하고 있다. 이러다 보니 척추에 무리가 올 수밖에 없다. 물론 바른 자세를 유지하거나, 가끔 앉았다 일어나거나, 스트레칭이나 근육이완 동작을 하면 좀 나을 텐데, 그것도 말처럼 쉽지 않다.

이런 환경에 있다 보니, 척추 주위 근육들이 긴장하고 뭉지며 딱딱하게 굳어서 우리 몸의 대들보인 척추도 삐뚤어지고 휘어져 서서히 무너

36

져 내리는 것이다. 척추가 중심을 못 잡게 되니, 어깨도 처지고 움츠리게
되어 통증이 생긴다.

스마트폰과 같은 디지털 기기를 과도하게 사용하거나, 독서대 없이 책
상에서 공부하게 되면 장시간 삐뚤어진 자세를 유지하므로 목, 어깨, 등
의 근육이 과하게 긴장하여 딱딱하게 뭉치게 된다. 그러면 정상적인 목
뼈 모양인 영문자 'C'자가 망가지면서 일자목, 거북목으로 된다. 이런 경
우에는 목 디스크가 생길 위험이 높다.

또한 등뼈가 새우등 모양으로 되고, 허리는 구부정하게 되며, 어깨는
둥글게 앞으로 굽어서 변형(일명 '라운드 숄더')되면 신경이 눌리는 신경
통증, 혈관의 흐름이 좋지 못한 혈액순환장애와 더불어 힘줄이 눌려서
힘줄의 퇴행성 변화가 온다.

결과적으로 주의력과 집중력이 떨어져서 공부와 업무의 효율이 낮아
진다. 급기야 가만히 있어도 아프게 되어 밤잠을 설치는 경우가 생기기
도 한다. 안타까운 일이다.

우리 몸의 대들보인 목 척추에 생기는 문제와 해결책

그러면 뒷목과 등이 아프고 팔 저림이 있다면 어떤 문제가 있을까? 각
질환들의 특징과 그 치료법을 소개한다.

❶ 일자목, 역 'C'자 목

정상적인 목뼈는 엑스레이 검사에서 옆모습을 볼 때 영문자 'C'자 모양으로 곡선 모양이다. 그러나 목 주위의 근육과 목에서 날갯죽지로 연결되는 근육이 긴장하거나, 목 신경이 눌리는 경우에는 일자목이나 역 'C'자 모양을 띠게 된다. 대다수의 일자목과 같은 경추의 이상 소견은, 스마트폰과 컴퓨터와 같은 디지털 기기들을 사용할 때 고개를 앞으로 내밀거나 고개를 앞으로 숙인 채로 있게 되면 경추 주위를 지탱하는 근육이 경직되거나 신경이 압박되어 발생한다.

해결책으로는 항상 바른 자세를 유지하고, 수시로 가벼운 스트레칭과 뒷목과 어깨를 마사지 해주기만 해도 좋아질 수 있다. 그러나 방치하면 목 디스크, 경추 관절염 등으로 진행할 수 있기에 주의가 필요하다.

미국 뉴욕 척추수술과 재활의학센터의 케네스 한스라즈 박사 연구팀 (Dr. Kenneth Hansraj, MD. Chief of Spine Surgery, New York Spine Surgery

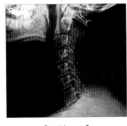 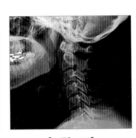 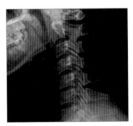

[그림 1.13]   [그림 1.14]   [그림 1.15]

[그림 1.13] 정상 목뼈로서 영문자 'C'자 모양과 유사하다.
[그림 1.14] 특징적인 일자목으로 숫자 '1'자 모양의 직선인 목뼈다.
[그림 1.15] 목뼈가 거꾸로 된 영문자 'C'자 모양과 유사하다. 일자목과 마찬가지로 목 주변의 근육과 신경에 문제가 있을 가능성이 높다.

& Rehabilitation Medicine, New York, New York)에 따르면, 〈머리의 위치와 자세에 따라 목(경추)에 걸리는 부하(Assessment of Stresses About The Cervical Spine : Caused by Posture and Position of the Head)〉라는 논문에서, 고개를 앞으로 숙임에 따라 목에 걸리는 부하가 커짐을 설명하고 있다.

고개를 들고 있을 때 목에 걸리는 부하는 5kg에 불과한데, 고개를 60도 숙이게 되면 목에 걸리는 부하가 무려 27kg으로 늘어난다. 이 정도면 웬만한 어린이를 목에 태우고 있는 것과 비슷하다.

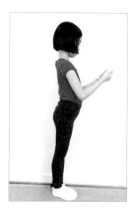 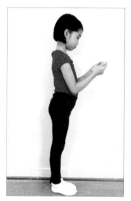

[그림 1.16] 고개를 들고 있을 때 목에 걸리는 부하 5kg

[그림 1.17] 고개를 15도 숙일 때 목에 걸리는 부하 12kg

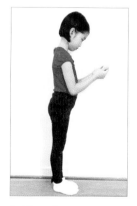 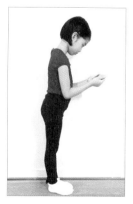 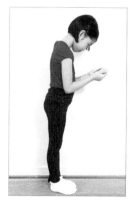

[그림 1.18] 고개를 30도 숙일 때 목에 걸리는 부하 18kg

[그림 1.19] 고개를 45도 숙일 때 목에 걸리는 부하 22kg

[그림 1.20] 고개를 60도 숙일 때 목에 걸리는 부하 27kg

❷ 목 디스크

회사 고위임원인 문모 씨(남, 55세)는 꽤 오래전부터 뒷목이 아프기 시작했고, 1개월 전부터는 팔이 저리기 시작했는데 견딜 만했다고 한다. 그런데 며칠 전부터 점점 심해지더니, 급기야 어젯밤에는 너무 아파서 누울 수조차 없어 소파에 기댄 채 뜬눈으로 새다시피 한 후, 아침에 시뻘건 눈으로 목을 부여잡고 필자를 찾아왔다. 근전도 검사와 MRI 검사를 한 결과 목 디스크로 진단되었다.

문씨처럼 목 통증과 팔 저림이 심한 목 디스크 증상이 있는 경우에는 우선 [그림 1.23]과 같이 경추의 추간공을 통한 경막외강에 스테로이드

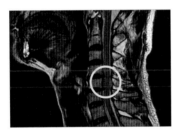

[그림 1.21] 경추 MRI 검사에서 목 디스크 진단(경추 5/6번, 6/7번 디스크가 뒤로 튀어 나와 있다). 노란색 동그라미 부위

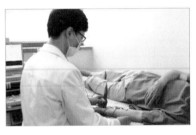

[그림 1.22] MRI보다 상대적으로 저렴한 근전도 검사를 통해서 목 디스크를 진단하는 중

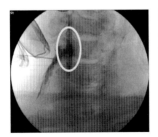

[그림 1.23] 영상 투시장비를 이용하여 6번 경추간공 경막외강에 주사하는 장면. 검은색 조영제가 경막외강 안으로 잘 들어간 것을 확인할 수 있다(노란색 타원).

주사로 급성 염증을 가라앉힘으로써 급한 불을 꺼야 한다. 그런 후 통증이 줄어든 상태에서 목견인 치료와 같은 물리치료를 시행한다.

며칠 지나서 통증이 더 가라앉은 다음에는 경추 주위 근육을 강화하는 재활치료를 병행하면 목 디스크의 위기를 넘기고 아프기 전의 상태로 돌아갈 수 있다. 이것이 바로 재활이다.

❸ 경추 후관절증후군

주요 증상으로는 뒷목이 아프고 날갯죽지와 어깨 근육이 뭉친다. [그림 1.24]의 C2-3의 의미는 목뼈 2번과 3번 사이의 관절에 염증이 있을 때, 통증이 나타나는 부위는 연두색 부분이다. 경추 후관절에 문제가 있으면 뒷골이 땅길 수도 있고, 날갯죽지가 아플 수도 있음을 유의하자.

이렇게 경추 후관절에 문제가 있을 때는 [그림 1.25]와 같이 내측지차

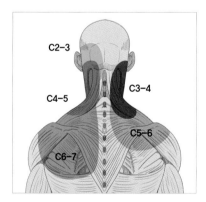

[그림 1.24] 경추 후관절증후군(목뼈 뒤에 있는 관절에 염증이 있을 때 증상)이 나타나는 부위를 표시하였다.

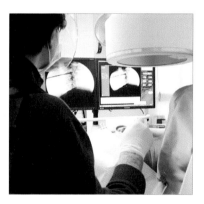

[그림 1.25] 후관절에 문제가 있을 때, 영상투시장비를 이용하여 주사로 치료하는 장면이다.

단술(medial branch block)을 시행하여 급한 불을 끈 다음, 환자의 상태에 맞는 재활운동 치료를 통해 마무리하고 재발 방지를 한다.

그 밖에도 뒷목의 위쪽에 있는 목신경과 뒷머리 신경이 눌려 뒷목이 아프고 뒷골이 땅기는 두통이 발생하는 경추성 두통(cervicogenic headache)과 후두 신경통(occipital neuralgia), 어깨와 목 부위의 근육과 근막이 뭉쳐 있는 근막통증증후군(myofascial pain syndrome), 목의 중추 신경이 눌려서 통증과 팔다리에 마비가 생기는 경수 척수병증(cervical myelopathy), 뒤차에 부딪히는 교통사고를 당할 때 목이 앞뒤로 출렁이면서 목, 어깨, 등에 통증을 유발하는 채찍질 손상(whiplash injury) 등이 있다.

통증이 심할 때는 우선 주사치료를 하여 급한 불을 끄는 것이 급선무다. 이런 후 환자의 상태가 조금 편안해지면 개인 맞춤형 재활운동 치료를 통해 근본적으로 치료를 하고 재발을 방지한다. 아플 때 주사만 맞는 것은 절대 능사가 아님을 명심하자.

경추를 비롯한 척추 적신호에 대한 근본적인 해결책은?

해법은 필자의 스승인 문재호 교수께서 저술한 책 제목처럼 《건강은 자세가 만든다》가 답이다. 특히 바른 자세가 근본적인 해결책이다.

독서를 하거나 스마트폰과 컴퓨터 같은 디지털 기기를 사용할 때 고개를 숙이지 않는다. 우선 책상 앞에 바르게 앉아서 독서대를 이용하여 독서를 하거나, 컴퓨터를 할 경우에는 모니터 상단을 눈높이로 하면 자연스럽게 화면을 볼 수 있어서 경추에 부담을 줄일 수 있다.

또한 일하거나 공부하는 틈틈이 스트레칭, 마사지를 하거나, 자리에서 일어나 제자리걸음을 하면 경추 건강을 지키고 업무 효율을 높일 수도 있다.

앉아 있을 때 바른 자세는 양쪽 발바닥 전체를 바닥에 붙이고, 엉덩이를 의자 깊숙이 넣은 후 허리는 꼿꼿하게 세우고, 가슴을 펴며 턱을 당기면 된다. 서 있을 때는 양쪽 무릎을 쫙 펴고, 엉덩이 근육을 가볍게 조인 후 배를 집어넣고, 허리 위로는 앉아 있을 때와 같이 하면 된다. 이렇게 하면 바른 자세와 척추 건강이라는 두 마리 토끼를 잡을 수 있다. 지금 당장 해보자.

바른 자세를 잘 실천하면 척추와 관절 건강은 물론이고 심적으로도 안정감을 얻을 수 있다. 나아가 혈액순환이 좋아지고 신경통로가 넓어져 집중력과 창의력이 높아지면서 학습 효율 및 업무 성과도 높아진다. 물론 돈 한 푼 들지 않는다. 해볼 만하지 않은가.

회전근개 파열이라는데
수술해야 할까?

자영업자 정모 씨(여, 50대 중반)가 필자를 찾아왔다. 그녀는 평소에 운동 마니아로 유산소 운동인 에어로빅부터 역기나 아령과 같은 근력 운동까지 두루 섭렵하는 소문난 몸짱 아줌마다.

어느 날 바벨을 내리는 순간, 오른쪽 어깨에서 날카로운 통증이 왔다. 순간 힘이 빠지면서 뭔가 잘못된 듯한 느낌이 들었다. 이때 행여 역기를 놓치기라도 했다면 크게 다쳤을 생각을 하면 지금도 아찔하다고 한다.

그녀는 팔에 힘이 잘 안 들어가고, 뭔가를 들 때 아파서 놓칠까봐 들지 않게 된다고 했다. 진찰과 초음파 검사 결과, 회전근개 힘줄 4개 중 가장 문제가 자주 일어나는 극상근 힘줄의 부분 파열이었다. 운동 베테랑인 정씨에게 왜 이런 일이 생긴 걸까? 이런 경우 수술이 필요할까?

회전근개는 무엇이고 어떤 일을 하는가?

어깨 관절은 우리 몸에서 360도 움직일 수 있는 매우 자유로운 관절이다. 그래서 관절 움직임에서 최대 운동범위를 자랑한다. 이러한 특징으로 어깨 관절의 운동성과 근력의 도움을 받아 원하는 위치로 손을 뻗어서 잡거나 들 수 있다.

어깨 관절은 운동성이 넓은 반면 안정성은 낮다. 그래서 어깨가 잘 빠지기도 하는 단점이 있다. 이를 보완하는 구조가 바로 어깨 회전근개와 인대 등이다.

회전근개는 4개의 힘줄(극상근, 극하근, 소원근, 견갑하근)로 구성되어 있고, 어깨 팔뼈(상완골)를 돌리는 역할을 한다. 이와 같이 회전근개는 팔을 움직일 때마다 쉴 새 없이 움직이기 때문에 다른 관절이나 척추와 마찬가지로 나이가 들면 자연히 퇴행성 변화가 올 수밖에 없다.

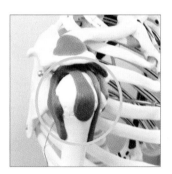

[그림 1.26] 정상적인 회전근개 힘줄 (노란색 동그라미 안에 있는 갈색의 네 갈래 힘줄)

처음에는 피가 잘 통하지 않는 퇴행성 변화로 시작해서 힘줄염을 거쳐, 급기야 끊어지는 부분층 파열 또는 전층 파열이 되어 아프고 팔을 움직이기가 힘든 상황이 된다.

회전근개 힘줄은 원래 약하다?

정씨처럼 어깨 회전근개가 파열되면 힘도 잘 안 들어가고 아파서 움직이기 어렵다. 어떻게 해서 이렇게 되는 것일까? 회전근개 파열의 원인은 매우 다양한데 그중에서 유력한 3가지 과정이 있다.

첫째, 반복적으로 어깨를 무리하게 사용하고 피가 잘 안 통하는 퇴행성 변화로 파열된다.

둘째, 회전근개 힘줄을 둘러싸고 있는 견봉이라는 뼈 모양의 문제로 인해 힘줄과 뼈가 마찰되어서 급기야 힘줄이 끊어진다.

셋째, 지붕에서 거꾸로 떨어지면서 어깨를 부딪히는 것과 같은 매우 강한 충격을 받으면서 힘줄 파열이 발생한다.

물론 앞의 3가지가 겹치는 경우도 있다. 퇴행성 변화가 심한 상태에서 약한 충격에 회전근개가 파열되는 상황도 있을 수 있다는 얘기다. 그래서 남녀노소 불문하고 부상에 주의하면서 무리하지 않도록 해야 한다. 물론 나이 드신 분들은 더 조심해야 한다.

그러면 힘줄이 그렇게 허약하고 허술한 구조일까? 당연히 아니다. 지름이 1cm인 힘줄은 약 1톤의 무게를 버틸 정도로 대단히 튼튼한 구조다. 그러면 왜 파열이 일어날까?

그것은 마치 가랑비에 겉옷과 속옷이 모두 젖듯이, 힘줄이 서서히 망가져서 마침내 파열이 발생한다. 떨어지는 물에 바위가 뚫리는 것과 비슷한 이치다.

회전근개 파열과 오십견의 차이점과 공통점

회전근개 파열은 오십견과 함께 어깨 통증의 가장 흔한 질환이다. 이 두 질환은 증상에서 차이점과 공통점이 있다.

먼저 차이점으로, 회전근개 파열은 팔에 힘이 없어 들어올리기가 힘들지만 진찰하는 의사가 들어올려주면 만세를 부를 정도의 운동범위가 있다. 반면, 오십견은 팔에 힘은 있지만 운동범위가 작아 진찰 과정에서 들어올리거나 뒷짐 지는 자세를 하면 자지러지게 아파서 할 수가 없다.

한편, 밤에 아파서 잠을 설치는 것은 두 질환의 공통점이다. 경우에 따라서는 힘줄 파열이 있는 상태에서, 관절이 점점 굳어 오십견이 생겨서 둘 다 있을 가능성도 있다. 그래서 증상만으로 두 질환을 감별하는 것이 어려울 수도 있다.

또한 어깨가 아픈 정도와 회전근개 파열의 심한 정도가 항상 일치하는 것은 아니다. 부분 파열에서도 완전 파열 못지않게 통증이 심할 수 있다는 얘기다. 그래서 모든 병이 그렇듯이 정확한 진단이 필수다.

회전근개 파열은 다음 그림과 같이 크게 4가지로 나눌 수 있다. 파열의 4가지 종류는 부분 파열(부분층 파열), 전층 파열, 완전 파열, 광범위 파열이다.

부분 파열은 하나의 힘줄이 일부분 파열되는 것이다. 전층 파열은 하나의 힘줄이 위아래로 뚫리는 것을 말한다. 옷에 구멍이 난다고 보면 된다. 완전 파열은 하나의 힘줄 전체가 찢어진 것이다. 광범위 파열은 하나

팩트 체크

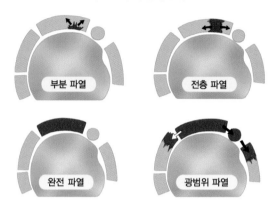

회전근개 파열의 분류

[그림 1.27] 회전근개 파열의 4가지다. 파열의 초기 상태인 부분 파열(부분층 파열)부터 전층 파열, 완전 파열, 광범위 파열로 진행하는 것을 보여주고 있다.

이상의 힘줄이 완전 파열된 것이다.

회전근개 힘줄이 파열되면 수술해야 하나?

회전근개 파열이라고 진단이 내려졌다. 치료는 어떻게 할까?

일반적으로 파열의 범위가 50% 이내인 부분 파열은 물리치료, 약물치료, 프롤로(증식) 치료, 체외충격파 치료, 운동치료와 같은 포괄적 재활치료로 대부분 호전된다. 그 밖에도 전층 파열이 있으나 별로 안 아픈 분과 수술하기에 연세가 많으신 분은 재활치료를 받으면 된다.

[그림 1.28]은 극상근 힘줄의 부분 파열이 있는 상태인데, 프롤로 치료

와 함께 PDO(polydioxanone)라는 특수 의료용 실(thread)을 주입한 결과 [그림 1.29]와 같이 회복되었다. 치료 전에는 극상근 힘줄의 부분 파열로 검게 보이는 부분이 있었으나, 치료 후에는 검은 부분의 힘줄이 하얗게 회복되었다.

한편, 3~6개월 동안 집중적 재활치료를 해도 차도가 없는 경우, 통증이 심한 전층 파열이 있는 경우, 심하게 다쳐서 힘줄이 끊어진 경우, 어깨 기능장애가 있으면서 근력이 약해진 경우에는 수술적 치료를 받아야 한다. 물론 요즘에는 대부분 피부절개 없이 구멍만 뚫어서 하는 관절경으로 힘줄 봉합 수술을 하는 만큼 입원기간이 짧고 상처의 회복이 빠르며

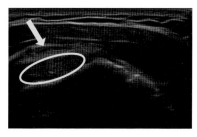

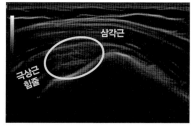

[그림 1.28] 힘줄이 파열되어 짙은 회색조를 띤다(노란색 타원). 힘줄이 매끄럽게 움직일 수 있게 하는 윤활층이 약간 부어 있다(노란색 화살표).

[그림 1.29] 프롤로 치료와 의료용 실로 치료한 결과, 힘줄이 하얗게 정상으로 회복되고, 부어 있던 윤활층도 가라앉았다(노란색 타원).

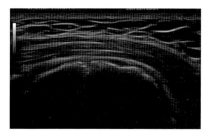

[그림 1.30] 정모 씨는 회전근개 중 하나인 극상근 힘줄이 끊어져서 거의 남아 있지 않다. [그림 1.29]에서와 같이 있어야 할 극상근 힘줄이 끊어져서 거의 보이지 않는다.

수술 후 조기 재활에 들어갈 수 있는 추세다.

정상적인 회전근개 힘줄은 매우 튼튼하다. 웬만해서 잘 끊어지지 않는다. 하지만 자그마한 자극이나 손상이 계속되면 힘줄이 끊어질 수밖에 없다. 어깨 관절염도 하루아침에 생기지 않고 오랜 시간에 걸쳐서 진행된 결과다.

우리 몸 대부분의 질환은 비슷하다. 하지만 중요한 것은 기계의 부속품과 달리 우리 몸은 상처가 나면 회복할 수 있는 환경만 주어져도 자체 재생이나 회복을 할 수 있는 큰 장점이 있다.

그러면 앞에서 얘기한 회전근개 부분 파열 진단을 받았던 자영업자 정모 씨의 치료법은 어차피 아파서 제대로 할 수 없는 운동을 중단하고, 어깨 전문 의료진과 소통을 통해 수술하지 않고 포괄적 재활치료 계획을 세우는 것이 옳을 것이다.

어깨가 자주 빠지면
수술해야 완치된다?

만약 어깨가 빠지면 어떨까? 생각만 해도 무지무지 아플 것 같다. 빠진 어깨를 다시 넣는 치료 과정 또한 만만치 않을 것 같다. 경험자라면 몸서리치도록 아픈 기억일 것이다.

한편, 습관성 탈구(어깨 관절이 빠진 후 어깨 관절을 잘 잡아주는 관절와순, 인대, 관절주머니가 망가지고 늘어나서 쉽게 빠지는 상태)의 증상은 어떨까? 의외로 처음에 빠질 때보다는 덜 아프다고 한다. 이유는 어깨 관절을 싸고 있는 연골과 관절주머니가 늘어나거나 찢어져서 관절을 유지하는 구조가 망가져 덜 아프다는 것이다.

하지만 오히려 어깨가 자주 빠지게 된다. 별거 아닌 충격에 빠지기도 하고, 심지어 빠진 어깨를 혼자서 다시 끼워 넣기도 하는 등 다소 엽기적이다.

팩트 체크

어깨 관절은 자주 빠질 정도로 허술한가?

어깨 관절이 허술하지는 않다. 어깨 관절은 연골, 힘줄, 인대로 치밀하게 둘러싸여 있다. 다만, 우리 몸에서 가장 자유로운 관절이다. 운동범위가 무려 360도 정도로 모든 방향으로 다 움직일 수 있다.

한편, 움직이는 범위가 커서 운동성은 좋지만, 상대적으로 불안정한 구조로 인해 빠질 수 있는 위험이 다른 관절에 비해 높은 편이다. 앞의 [그림 1.2]와 같이 마치 골프 티 위에 얹혀진 골프공과 같은 모양이어서, 골프공이 티 위에서 떨어지는 것은 어깨 관절 탈구와 비슷하다.

탈구(빠지는 것)는 골프공(팔뼈)이 티(날개뼈) 밖으로 떨어지는 것과 같다. 그래서 다른 관절에 비해서 어깨 관절이 잘 빠질 수밖에 없는 운명이다. 따라서 어깨 관절은 습관성 탈구가 가장 많이 발생하는 관절이기도 하고, 심한 경우에는 기지개를 켜는 등의 약간의 움직임이나 작은 충격에도 "툭" 하고 빠지기도 하여 황당하기까지 하다.

어깨 탈구는 크게 앞쪽으로 빠지는 전방 탈구, 뒤쪽으로 빠지는 후방 탈구로 나눌 수 있다. 전방 탈구가 가장 흔하다. 주로 젊은 스포츠 선수들, 생활 체육인들 중에서 무리한 동작을 하다가 다치면서 발생한다. 일명 외상성 어깨 관절 탈구다. 한편, 나이 드신 어르신들 중에서도 넘어지다가 팔을 짚으면서 빠지기도 하고, 심한 경우는 골절, 회전근개 파열이 동반되기도 한다.

빠진 어깨 관절은 넣기만 하면 되나?

오른쪽 어깨 회전근개 힘줄염으로 필자에게 치료받던 김모 씨(여, 50대 후반)는 자기 집 앞 계단에서 넘어지면서 어깨를 바닥에 부딪쳤다. 그때 발생한 극심한 오른쪽 어깨 통증으로 주위 사람의 부축을 받으며 병원으로 왔다.

평소에 어깨 힘줄염이 있었지만, 어깨 관절을 무리하게 쓰지 않고 바른 자세와 같은 좋은 생활습관을 생활화하고, 필자가 추천하는 재활운동 치료를 꾸준히 해서 거의 다 나아가는 상황이었다. 또한 내일의 건강은 오늘의 올바른 먹을거리와 긍정적 생각으로 이루어진다는 신념으로 현미밥과 채식을 꼭꼭 씹어 먹으며, 항상 밝은 표정의 소유자였다.

그런 그가 어깨를 부여잡고 필자를 찾아온 것이다. 그날은 꽤 심각한 것 같았다.

진찰을 해보니 정상인 왼쪽 어깨와 달리 오른쪽 어깨는 긁힌 상처와 부기가 있었고, 오른쪽 어깨뼈가 앞쪽으로 튀어나와 있었으며, 가만히 있어도 끙끙 앓을 정도로 통증이 심했다. 어깨 관절이 앞쪽으로 빠진 것이 의심되어 목에서 손가락까지 내려가는 신경과 혈관이 어깨 부위에서 다친 것은 아닌지 맥박을 확인하고, 감각신경과 운동신경 손상 여부를 확인하였으나 이상 소견은 없었다.

엑스레이 검사를 해보니 불행 중 다행으로 골절은 없었고, 오른쪽 어깨만 빠져 있었다. 침대에 엎드린 상태에서 오른팔을 아래로 늘어뜨린 다음, 손목에 쇠 추를 달아서 빠진 어깨를 맞춰 넣은 후에야 김씨는 안도의 한숨을 쉬었다.

필자는 뼈를 맞춘 다음 팔 보조기를 2~3주간 착용하게 하여 어깨가 빠지면서 손상된 관절주머니를 안정화하는 치료를 하기로 하였다. 어깨가 빠지면서 어깨 관절을 싸고 있는 관절주머니와 인대, 힘줄 등에 손상이 생겼을 가능성이 있기 때문이다.

이런 상황에서 '좋아하는 수영을 맘 놓고 할 수 있을까?', '어깨가 다시 빠지지는 않을까?'하는 걱정이 가득한 김씨를 어떻게 치료하면 좋을까?

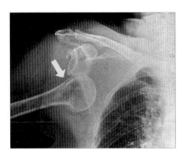 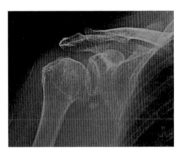

[그림 1.31] 계단에서 넘어진 후 어깨가 아래로 빠진 사진(노란색 화살표)

[그림 1.32] 빠진 어깨를 맞춘 사진

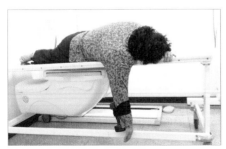

[그림 1.33] 스팀슨법(빠진 어깨를 맞추는 방법)으로 손목에 추(청색 아령)를 매달아놓으면 어깨 주변 근육이 이완되어 빠진 어깨를 맞출 수 있다.

습관성 탈구를 예방하려면?

어깨 관절 주위의 골절이나 혈관과 신경의 손상 없이 어깨만 빠졌다면 전문의가 신속하게 어깨 관절을 맞춰서 통증을 줄이는 것이 우선이다. 그런 다음 통증이 없더라도 보조기를 착용하고 2~3주간 팔을 고정한다. 그 이후에는 어깨 관절을 감싸고 있는 회전근개 근육과 그 주위 근육들의 지속적인 재활운동 치료를 받으면 된다.

한편, 앞서 예를 든 김씨처럼 다쳐서 어깨가 빠진 경우에는 관절을 고정하고 재활운동 치료만으로는 부족할 수 있다. 왜냐하면 어깨 관절이 한 번 빠질 때 망가진 관절과 연골의 회복이 쉽지 않기 때문이다. 그래서 MRI 촬영으로 어깨 관절 구조물의 손상 여부를 면밀히 확인하여 습관성 탈구로 진행되지 않게 해야 한다.

그럼에도 불구하고 어깨 관절이 습관적으로 빠지게 되어 스포츠 활동은 물론 일상생활에도 지장이 있다면 망가진 관절을 회복시키는 수술적 치료를 해야 한다. 수술 후에는 단계에 맞는 재활운동 치료가 필수적인데 이에 관해서는 'PART 3'에서 자세히 설명해 놓았다.

물론 예방보다 더 좋은 치료는 없다. 어떻게 하면 습관성 탈구와 그로 인한 수술을 피할 수 있는지 몇 가지 방법에 대해 알아보자.

우선 어깨가 빠지지 않게끔 팔을 휘두르는 동작이나 부딪히는 동작이 많은 스포츠와 일상생활 동작을 피한다. 그래도 해야 한다면 어깨 보호대를 착용하고 무리한 경쟁은 하지 말자. 평소에 어깨 관절을 자주 풀어주고 근력을 강화하자. 행여 어깨가 빠지면 무리하게 맞추려 하지 말고 어깨 전문의에게 교정치료를 받자. 교정 후에는 일정기간 보조기를 잘 착용하여 어깨 관절에 휴식과 회복할 시간을 주자. 다쳐서 어깨가 빠진 경험이 있다면 초기에 정확한 진단을 통해서 세심한 치료를 받고 건강검진하듯 정기적으로 전문의의 확인을 받자.

운동 열풍으로 각종 동호회와 과격한 운동의 스포츠 마니아들이 폭발적으로 늘어나는 요즘 어깨 탈구도 기하급수적으로 증가 추세다. 본격적인 운동 전에 충분한 워밍업을 하고, 무리한 운동을 삼가며, 마무리(정리) 운동을 통해서 우리 몸이 충분히 적응할 수 있게 하면 부상의 위험을 많이 줄일 수 있을 것이다. 습관성 어깨 탈구는 수술을 해야 하는 경우가 많기 때문에 탈구가 발생하지 않도록 예방하는 것이 최선의 방법임을 명심해야겠다.

뇌졸중(중풍)으로 쓰러졌는데
생뚱맞게 오십견?

침묵의 살인자, 뇌졸중

뇌졸중(腦卒中)은 한방에서 중풍(中風)이라고 한다. 영어로는 '스트로크(Stroke)'이다. 강하게 얻어맞는다는 의미로 뇌가 망가져서 기능을 못하게 된다.

따라서 증상 발생 초기에 119로 급히 병원으로 가는 것이 매우 중요하다. 초기 응급치료가 3시간 이내에 이루어지면 별 문제 없이 퇴원할 수도 있지만, 그렇지 않으면 팔다리 마비, 언어장애, 시각장애 등이 발생할 수 있고, 심지어 죽음에 이를 수 있는 무서운 질환이다.

뇌졸중은 크게 2가지로 나뉜다. 뇌로 가는 혈관이 터지는 뇌출혈과 뇌혈관이 막히는 뇌경색이 있다. 둘 다 모두 신속한 치료가 필요한 응급질환이다.

일반적으로 [그림 1.34]와 같이 뇌출혈이 진단되면 신경외과에 입원하여 수술적 치료 여부를 판단하여 치료를 받게 되고, [그림 1.35]와 같이 뇌경색이 진단되면 신경과에 입원하여 막힌 뇌혈관을 약물로 녹이거나 시술로 뚫은 후 안정화될 때까지 치료를 받게 된다.

예전에는 뇌졸중이 노인들의 전유물이었다. 그런데 얼마 전부터는 20~40대의 젊은 사람들도 많이 발생하고 있다. 고지방, 고칼로리로 구성된 서구식 식생활 습관과 잦은 회식, 운동 부족, 스트레스, 과음, 과한 흡연으로 인해 뇌졸중의 위험 요인인 고혈압, 당뇨병, 고지혈증 환자가 급증하고 있다. 그러나 이에 대한 관리가 잘 이뤄지지 않아서 뇌졸중의 발생률 또한 늘어나고 있는 실정이다.

뇌졸중 치료가 잘 되어 퇴원하면 다행이지만, 팔다리 마비로 인한 보행장애, 언어장애, 삼킴장애와 같은 후유증이 남으면 재활의학과에 입원하여 물리치료, 작업치료를 포함하는 포괄적 재활치료를 받아야 한다.

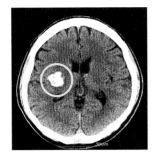

[그림 1.34] 뇌 CT에서 하얀 덩어리처럼 보이는 뇌출혈 소견(노란색 동그라미)

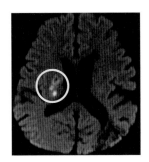

[그림 1.35] 뇌 MRI에서 하얗게 보이는 뇌경색 소견(노란색 동그라미)

뇌졸중과 오십견은 과연 어떤 관계가 있을까?

고혈압과 당뇨병으로 약을 복용하고 있는 김모 씨(남, 65세)는 어느 날 저녁 식사하고 말이 약간 어눌해지는 느낌이었다. 피곤해서 그럴 거라고 대수롭지 않게 생각한 그는 푹 자고 일어나면 괜찮을 거라 생각하고 잠을 청했다.

이튿날 새벽, 머리가 아파서 잠을 깬 김씨는 일어나려고 했으나 황당하게도 왼쪽 팔과 다리가 말을 듣지 않아 옆에 곤히 자고 있는 아내를 깨워서 119를 불러 병원 응급실로 갔다. MRI 검사 결과, 뇌경색이라는 진단을 받고 뇌졸중 집중치료실에서 입원치료를 받았다.

며칠 지나 상태는 안정되었으나 오른쪽 뇌경색으로 인해 왼쪽 팔다리가 마비가 와서 휠체어를 타야 하는 상황이 되었고, 재활병원으로 이동하여 물리치료와 작업치료와 같은 집중적인 재활치료를 받았다.

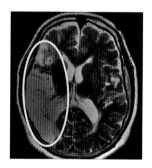

[그림 1.36] 뇌경색 진단을 받은 김씨의 MRI 사진. 광범위한 우측 뇌손상(노란색 타원)이 있다.

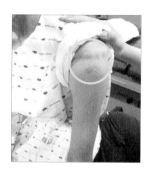

[그림 1.37] 어깨 팔뼈가 왼쪽 아래로 빠져 피부가 푹 꺼져 있다(노란색 동그라미).

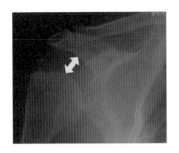

[그림 1.38] 어깨가 아래로 빠져서 관절 간격이 노란색 화살표만큼 벌어져 있다.

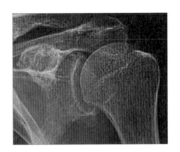

[그림 1.39] 반대편 정상 어깨

그러던 어느 날, 마비된 왼쪽 어깨가 아프고 축 처지는 느낌이 들었다. 검사를 해보니, 엎친 데 덮친 격으로 어깨가 빠지면서 굳어서 오십견이 생긴 것이다.

뇌졸중으로 한쪽 팔 또는 다리에 마비가 오는 편마비가 발생한다. 시간이 지나면서 마비된 어깨에 통증이 오기 시작하는 것이다. 어깨 통증의 원인이 되는 것으로는 오십견, 어깨 근육의 불균형과 경직성, 관절의 부분적 탈구, 회전근개 손상 및 힘줄염, 상완 신경다발 손상, 제1형 복합부위통증증후군 등이 있다.

앞과 같이 어깨가 빠지고 관절이 굳으면서 통증이 생기는 것을 편마비 어깨 통증(hemiplegic shoulder pain)이라고 한다. 뇌졸중으로 팔다리에 마비가 와서 걷지도 못하는데 어깨까지 빠지고 아프니 정말 안타까운 일이다. 해설책은 'PART 2'에 알기 쉽고 자세하게 설명해 놓았으니 참고하길 바란다.

환자의 이러한 상황을 누구보다 잘 알고 공감하고 있는 당신의 주치의
인 재활의학과 전문의는 해법을 갖고 있다. 그러므로 희망을 갖고 주치
의와 함께 재활치료에 몰두하면 좋은 결과를 확신할 수 있다.

어깨 아플 때
스테로이드 주사 맞으면 안 되나?

결론은 주치의와 긴밀하게 소통한 후 주사 여부를 결정하고, 맞아야 한다면 어느 부위에 얼마의 용량을 맞는지 알고 있으면 좋을 듯하다.

1950년 노벨상 수상자인 헨치(Hench)와 켄달(Kendall)이 스테로이드에 대한 효과와 부작용에 대해 기술했다. '기적의 치료제' 또는 '기적의 명약'이라고도 불리는 스테로이드는 지금까지도 수많은 질환의 치료에 다양한 방법(먹는 약, 주사 약, 흡입하는 약, 바르는 약 등)으로 사용되고 있다.

예전에 먹는 합성 스테로이드는 몸을 만드는 보디빌더들과 운동선수들이 애용(?)하였다. 그래서 이전에는 보기 힘들었던 어마어마한 근육질의 보디빌더가 등장했는가 하면, 운동선수들의 기록도 좋아져 너도나도 눈앞에 보이는 결과만 바라보며 극찬을 아끼지 않았다. 사망에 이르게 할 수도 있는 먹구름 같은 스테로이드의 부작용은 꿈에도 모른 채.

지금은 스테로이드가 운동선수들에게 금지약물로 되어 있어 함부로 사용하지 못한다. 그래서 선수 보호 및 공정한 경쟁 차원에서 각종 대회가 열리기 전, 또는 대회 기간이 아니더라도 도핑 테스트(경기의 성적을 올리기 위해 흥분제 또는 호르몬제와 같은 약물을 복용 또는 주사하는지를 알아보는 검사)를 한다.

잘 알다시피 1988년 서울올림픽 육상 100m 달리기 경기에서 세계 신기록을 수립한 벤 존슨이 도핑 테스트 양성 반응으로 금메달을 박탈당했다. 스테로이드의 효과가 좋았기에 남용으로 인한 부작용과 합병증이 생기자 스테로이드에 대한 본격적인 연구 결과, 부작용을 줄이고 안전하게 사용할 수 있는 기준이 마련되었다.

스테로이드 주사는 한 번 맞으면 계속 맞게 된다?

스테로이드는 마약처럼 중독되는 약은 아니다. 처음 한 번 맞을 때 효과가 좋다보니 아플 때마다 맞게 되고, 자주 맞다보면 치료효과가 떨어지기에 더 자주 맞아야 하다보니 생긴 오해다.

환자들 사이에서 스테로이드 주사는 '뼈 주사'로 통한다. 예나 지금이나 몸을 혹사하며 일하는 분야에 종사하는 분들이 뼈마디가 쑤시고 아플 때 한방 맞으면 감쪽같이 덜 아프게 되어 한시름 덜어주던 주사다.

스테로이드에 대한 부작용이 심하지 않던 시절, 아플 때마다 주사를 맞다보니 자꾸 맞게 되어 부작용이 생기는 일이 많아짐에 따라 체계적인 연구가 이뤄지면서 용량과 방법, 횟수에 관한 제한 기준이 마련된 것이다. 물론 여기에다 환자 개인의 상태도 충분히 고려해야 한다.

관절에 따라 다르지만, 대개 1년에 서너 번 정도 맞으면 문제가 없는데 아플 때마다 장기간 맞으면 부작용이 발생한다. 필자의 클리닉을 찾아오는 어깨 아픈 환자들 중에는 단기간에 몇 번씩 주사를 놔달라면서 주사 맞으려고 바쁜 시간 내어 찾아왔다고 한다. 일을 쉴 수도 없고, 계속하자니 아프다고 하면서 말이다.

물론 '스테로이드 주사는 계속 맞는 것이 아니라는 걸 알면서도 오죽 아프면 그럴까?'라는 것을 충분히 이해한다. 그래도 필자는 단호히 거절하면서 아직 수술해야 할 정도가 아니라면 프롤로 치료, 체외충격파 치료, 연골주사 치료, 재활운동 치료를 받으라고 한다. 서운함을 잔뜩 품은 채 힘없이 진료실을 걸어나가는 모습을 보면 필자도 안타깝고 답답함을 느낀다.

다른 병원에서 주사 맞은 것이 있다면
주치의에게 자세히 알려주자

어깨 아프다고 필자를 처음 찾아오는 환자에게는 육하원칙에 따른 문진을 통해서 아픈 어깨에 대한 정보를 최대한 얻어낸다. 병원 자체를 처음 오는 환자라면 대부분 이해하지만, 여러 병원에서 치료를 받았으나 잘 낫지 않아서 온 경우에는 이 과정에서 "또 같은 거 대답해야 돼요?"라는 질문에 필자는 "치료를 안전하고 정확하게 하려면 환자에 대한 정보가 많을수록 좋습니다"라고 하면서 매우 자세히 물어본다.

이어서 어깨를 만져보고 움직여보는 진찰을 한다. 진찰하는 도중이라도 궁금한 것이 있으면 다시 물어보기도 한다. 그만큼 환자와 의사의 소통이 치료에 중요하다.

그럼에도 불구하고 몇몇 환자들은 여전히 귀찮아하기도 하고, 청문회에서처럼 기억이 잘 안 난다고 하기도 하지만, 해결의 실마리를 찾기 위해 추가 질문을 하곤 한다. 검증이나 진실을 밝혀내고자 다소 몰아세우기까지 하는 국회 청문회와는 달리, 이 과정은 환자를 위한 질문이니 그리 부담될 내용이 아닌데도 힘들어하는 환자가 이따금씩 있다.

이때 필자가 하는 질문들 중 하나가 "무슨 주사를 언제부터 얼마 간격으로 총 몇 번을 맞았으며, 마지막에 맞은 건 언제인가요?", "그 주사를 맞고 어느 정도 효과가 있었나요?"이다.

그런데 답변 듣기가 쉽지 않다. 하지만 프롤로 주사, 연골주사, 스테로이드 주사를 맞았을 경우에는 그것을 알아야 주사치료를 할지 말지, 하게 되면 무슨 주사를, 언제쯤 해야 할지를 결정하는 하나의 기준이 되기 때문에 자세히 알려주어야 한다.

스테로이드 주사, 잘 알고 맞자

스테로이드 치료(먹는 약도 마찬가지)는 염증을 없애는 강력한 소염치료로서 통증을 없애는 데 도움이 된다. 그러나 부작용에 대해서도 알고 있으면 도움이 된다. 한 달 이내의 단기간에 치료받는 것은 대개 큰 문제가 없다.

물론 한 달 동안 여러 번 어깨에 주사를 맞아서는 안 된다. 이 병원에서 안 놔준다고 해서 다른 병원에서 맞아서도 안 된다. 가능한 한 적게, 필요한 만큼만 맞으면 된다.

필자는 주사 횟수와 용량 조절을 하면서 정확하게 주사하기 위해 [그림 1.40]과 같이 항상 초음파 장비를 이용하여 주사 부위를 보면서 한다. 주사할 목표물을 잘 겨냥한 다음 주사하는 것이다. 군대식 표현으로 조준사격인 셈이

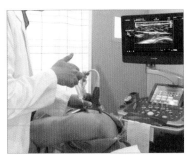

[그림 1.40] 정확한 부위에 주사하기 위해 초음파를 보면서 주사하고 있다.

다. 이렇게 하면 힘줄이나 인대에 스테로이드가 주사되는 것을 피할 수 있어서 파열될 수 있는 위험을 줄일 수 있다.

다음은 스테로이드 주사를 맞았을 때 발생 가능한 부작용이나 합병증을 정리했으니 참고하여 내 몸 상태에 대해 주치의와 긴밀히 소통하면서 부작용과 합병증을 예방하자.

66

척추와 관절에 생기는 부작용

- 골다공증 : 칼슘이 빠져나간다. 칼슘과 비타민 D의 보충이 필요하다.
- 뼈에 무혈성 괴사 : 술, 담배를 끊어야 한다. 심하면 관절을 갈아 끼워야 할 수도 있는 무서운 합병증이다.
- 성장장애 : 장기간 사용 시 발생할 수 있다. 적은 용량으로 띄엄띄엄 주사하면 위험이 낮아진다.
- 근육 : 초기에는 염증을 조절하는 데 도움될 수 있으나 결과적으로는 근육이 마른다.

눈에 생기는 부작용

- 백내장, 녹내장, 각막염 등이 발생할 수 있으므로 주기적인 안과검진이 필요하다.

위와 장에 생기는 부작용

- 구역질, 구토 : 음식과 함께 먹고 제산제를 먹으면 줄일 수 있다.
- 위궤양 : 아스피린과 함께 복용하지 않아야 한다.

내분비계통 부작용

- 고혈당 : 당뇨 환자에 사용 시 혈당이 올라갈 수 있다. 반드시 식이요법을 병행해야 한다.
- 고지혈증 : 중성지방이 올라갈 수 있다.

- 복부비만, 얼굴이 달덩이처럼 된다. 흔히 살이 쪘다고 한다.

심장 혈관계통 부작용

- 고혈압 : 대개 첫 2주 이내에는 생기지 않지만 주의를 요한다.
- 부종 : 처음에는 부기가 빠지지만 오래 복용하면 붓는다.

기타 부작용

- 월경이 없어지거나 가끔 폐경 여성에게 월경이 생겨서 당황하기도 한다. 또한 면역력이 떨어져 피곤하고 결핵을 앓았던 사람이 재발하기도 하며, 감정에도 변화가 와서 초조감, 불면증, 두통 등이 나타나기도 한다.

스테로이드의 주된 역할은 염증을 줄이는 소염작용이다. 지금까지 나온 소염제 중 단시간에 가장 효과적으로 염증을 제거하는 약물이다. 단순히 스테로이드 예찬론이 아니다.

한편, 스테로이드는 엄연한 '약'이다. 약은 반드시 기준에 맞게 투여해야 한다. 주치의가 내 몸에 대해 잘 알 수 있도록 충분한 정보를 주면 스테로이드 사용 시 부작용을 최소화하면서 최대의 치료효과를 낼수 있다.

따라서 스테로이드를 지나치게 겁내거나 무조건 피할 것이 아니다. 부작용 무서워서 스테로이드 치료를 못할 것은 없다.

어깨 통증,
정확히 알고 완치하자

지피지기 백전백승

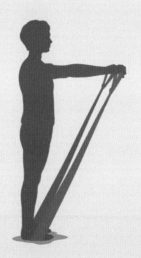

오십견(동결견, 유착성 관절낭염)
- 감기 몸살처럼 쉽게 낫자

오십견이란?

앞에서도 얘기했듯이 '오십견(五十肩)'이란 병명은 없다. 오십견이란 일본식 표현으로 '50대 즈음의 어깨'를 뜻하는 말일 뿐, 질환이라는 의미는 없다. 오십견의 정확한 이름은 '동결견(frozen shoulder)' 또는 '유착성 관절낭염(adhesive capsulitis)'이다.

그러나 이 책에서는 우리에게 익숙한 '오십견'이라고 하겠다. '동결견'이라는 병명에서 알 수 있듯이 얼마나 아프면 '어깨가 얼어붙는다'고 했을까? 오십견 환자를 진료하다보면, 환자들은 겪어보지 않으면 절대 알 수 없다고 한다.

오십견은 '어깨가 아프고 움직이는 데 지장이 있는 상태'라고 할 수 있다. 엄밀하게 얘기하면 팔과 어깨를 연결하는 관절막 염증으로, 통증과 움직임에 제한이 있는 상태다. 그러나 아직까지 정확한 원인은 밝혀진 것이 없다.

오십견을 역사적으로 보면, 1934년에 코드만(Codman)이라는 학자가 처음 얘기했다. 그는 이 질환을 "주된 문제 부위를 설명하기 어렵고, 치료하기 어려운 질병"이라고 하였다. 1945년에 학자인 네비애서(Neviaser)가 유착성 관절낭염(adhesive capsulitis)이라고 칭하였고, 원인은 확실치 않으나 퇴행성 변화의 결과라고만 하였다.

그 뒤로 눈부신 의학, 과학기술이 발전한 21세기 첨단의 시대인 지금도 오십견의 정확한 원인을 모르고 있다. 그러나 예전보다는 많이 발전하여 어깨 속을 볼 수 있는 초음파, MRI, 내시경의 도움을 받아 치료방법이 나날이 발전하고 있다.

필자의 클리닉을 찾아오는 분들의 대부분이 오십견으로 고생하시는 분들이다. 따라서 필자는 이분들에게 '오십견, 감기 몸살처럼 낫게 해드립니다'라는 슬로건을 마음 깊이 간직한 채 진료에 임하고 있다.

오십견의 실태

연구에 의하면, 오십견으로 고생하는 사람은 전체 인구의 2~5% 정도라고 한다. 남한의 인구를 5천만 명으로 가정했을 때, 인구의 2%라면 약 100만 명 정도가 오십견 환자니 매우 흔한 질환이다. 국민건강보험공단 자료에 따르면, 2013년 기준으로 오십견 환자는 74만 953명으로, 이 중 50대 이상이 82%를 차지했다. 2008년부터 5년간 연평균 증가율이 2.56%로 증가 추세다.

날이 따뜻해지면서 외부 활동이 늘어나는 봄에 환자가 많고, 가을에는 적은 편이었다. 뼈마디가 쑤시기 시작하는 가을과 겨울에 환자가 많고 날이 풀리는 봄에 환자가 적을 거라는 일반적인 상식과 정반대다. 아마도 활동이 늘어나면서 어깨 부상이 늘어나는 것과 관련이 있을 것이다.

당뇨병이나 갑상선 질환을 앓는 환자는 오십견에 걸릴 확률이 더 높다. 당뇨병과 갑상선 질환자의 10~38%가 오십견으로 고통받고 있다. 발생 연령대는 주로 40대에서 70대 사이다. 여자가 남자보다 2~4배 정도 많다. 삼십견, 사십견은 물론 칠십견, 팔십견도 있다.

한쪽 어깨에서 오십견이 있으면 반대쪽 어깨에서도 발생할 가능성이 5~34% 정도다. 동시에 양쪽 어깨에 발생할 확률은 14% 정도라고 한다. 오십견으로 고통받는 기간은 개인차가 있지만 평균 2년 정도라고 한다.

오십견 진료를 하게 된 동기와 두 환자

필자는 재활의학과 의사다. 의사가 하는 전문 진료과목은 내과, 외과를 비롯해 26개나 된다. 그중에서도 재활의학을 하게 된 것은 필자가 좋아하는 스포츠를 가장 효율적이고 안전하게 할 수 있을 거라는 다분히 자기중심적인 생각 때문이었다.

　부상을 예방하고 부상으로부터 회복할 때 반드시 재활치료를 거쳐야 하는 상황에서 재활의학과는 매력적으로 필자에게 다가왔다. 재활의학과 내에서도 10개 이상의 분야가 있다. 그중에서도 필자는 척추, 관절의 재활 분야, 그중에서도 어깨 관절 질환, 다시 그중에서 오십견이라는 매우 세분화된 분야를 선택했다.

　십수 년 전 재활의학과 의사로 일하고 있던 필자는 앞으로의 진로에 대해 심각한 고민을 하였다. 10개가 넘는 재활의학과 세부 분야 중에서 어떤 분야를 더 공부할 것인가에 대한 고민이었다.

　한 달이 넘도록 결정을 못하고 있던 어느 날, 식당에서 일하시는 50대 최씨 아주머니께서 어깨가 아프다고 필자의 클리닉을 찾아왔다. 환자는 1년 넘게 오십견이라는 병명으로 여러 병원에서 주사를 맞고, 한의원에서 침을 맞아도 그때 잠깐 나을 뿐 다시 아팠다고 한다.

　병원에 다니는 시간이 늘면서 식당 주인에게 미안해 이직도 여러 차례 했고, 지금은 쉬고 있는 데도 아파서 잠들기 힘들고 중간에 여러 번 깬다고 했다. 한숨을 내쉬며 이제는 지긋지긋하다고 했다.

　진찰을 해보니 전형적인 오십견과 날개뼈 주위 근육이 짧아지고 말라 있는 상태였다. 당시 필자는 환자에게 확신을 줄 마땅한 해결책은 없었지만, 무력감 대신 이 문제를 해결해보고 싶은 생각이 불끈 솟았다. 책과 논문을 통해 환자와 비슷한 사례가 있었는지부터 시작해서 환자의 치료에 도움될 만한 여러 치료법들을 찾아가며 공부했다.

환자에게 직접 치료적 재활운동 치료를 시작하였다. 환자도 필자가 알려준 운동들을 열심히 했다. 그렇게 한 달 정도 지난 후 환자의 어깨는 몰라보게 좋아졌다. 아예 뒤로 가지 않았던 손이 등을 긁을 수 있을 정도가 되었다. 그래서 필자는 진료 분야를 오십견의 재활로 정했다. 두 달 이상의 진로 고민도 해결되었다. 필자를 이 분야로 이끌어 준 최씨 아주머니께 지면을 빌어 감사드린다.

또 한 분의 은인은 바로 처이모님인데, 그분은 유명 종합병원에서 1년가량 오십견 치료를 받았음에도 통증이 해결되지 않아 혹시나 하는 기대로 필자의 클리닉을 방문하셨다. 아파서 팔을 들어올리거나 손이 등 뒤로 가지 않아 일상생활에 지장이 있는 상태였다. 필자와 함께 재활운동 치료를 열심히 한 결과, 양손을 깍지 끼고 만세를 부를 수 있게 되었다.

앞의 두 환자분은 필자의 스승이다. 감사하다. 그로부터 지금까지 오십견 치료에 몰두하고 있다. '필요가 발명의 어머니'라고 했듯이 그동안 오십견 치료에 여러 가지 새로운 치료법들을 동원하여 지금은 나름 성과를 내고 있다.

오십견은 시간이 지나면 저절로 낫나?

필자는 오십견에 대해서 다시 한 번 생각해 보게 되었다. 오십견은 시간이 지나면 저절로 낫는다고 한다. 오해다. 저절로 낫지 않는 환자도 있다. 적절히 치료하지 않으면 운동범위에 장애가 올수도 있기에 그냥 참는 것이 능사가 아니다. 그리고 저절로 낫기까지의 시간도 2년 전후로 매우 길다.

문제는 2년 동안 아픈 것을 견디는 것 자체가 쉽지 않고, 2년 동안 고생했는데도 아파서 움직이기 힘들다면 문제다. 매우 드물긴 하지만 100명 중 1명은 수술을 받아야 하는 경우도 있으므로 조기 진단에 따른 적절한 치료가 필요하다.

오십견은 왜 생기나?

오십견의 정확한 원인은 아직 잘 모른다. 학자들이 제시하는 몇 가지 가능성 있는 원인을 살펴보자.

첫 번째 원인은 특별한 원인을 알 수 없는 오십견으로서 통증과 운동장애가 생기는 것이다.

두 번째 원인은 이차성(특별한 원인에 의해 발생하는) 오십견이다. 이차성 오십견은 다시 내적 요인, 외적 요인, 전신적 요인으로 나눌 수 있다.

내적 요인에는 회전근개 힘줄염, 회전근개 손상, 이두박근 힘줄염, 석회성 힘줄염, 견쇄 관절염, 골절(어깨 관절과 그 주변 부위) 등이 있고, 외적 요인에는 심장과 폐질환, 경추 질환, 뇌졸중, 상완골 골절, 파킨슨병, 결핵약(isoniazide) 복용, 손목 골절로 인해서 깁스를 오래한 경우 등이 있으며, 전신적 요인으로는 앞에서 얘기했듯이 당뇨병, 갑상선 기능 항진증, 갑상선 기능 저하증, 폐경 전후 여성 등이 있다.

앞과 같은 질환이 있는 환자는 정상인보다 오십견의 발생 위험이 높기에 다치지 않도록 주의해야 한다. 경미한 외상도 주의해야 하기에 무리한 신체활동이나 과격한 운동은 하지 않는 것이 상책이다.

생뚱맞게 찾아온 오십견

카페를 운영하는 김모 씨(여, 60대 초반)는 욕실에서 미끄러지면서 손을 짚었는데, 몹시 아프고 움직이기 힘들어 필자의 클리닉을 찾아왔다. 진찰을 해보니 손목이 많이 부어 있었고, 아파서 구부리고 펴기를 힘들어했다.

엑스레이를 찍어보니 손목에 골절이 있었다. 다행히도 수술할 정도는 아니어서 어긋난 뼈를 맞추고 5주 동안 깁스를 하기로 하였다. 1주일

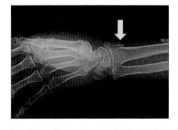

[그림 2.1.1] 손목뼈가 부러진(노란색 화살표) 엑스레이 사진

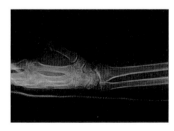

[그림 2.1.2] 어긋난 뼈를 맞추고 깁스를 한 상태

간격으로 뼈가 잘 붙고 있는지 엑스레이로 확인하였고, 5주가 되니 뼈가 잘 붙어 있어서 깁스를 풀었다.

필자는 김씨에게 부러졌던 손목과 어깨도 재활치료를 받아야 한다고 했다. 오히려 손목보다 어깨 재활치료가 훨씬 오래 걸릴 거라고 했더니, 김씨는 몹시 황당해했다. 이어서 손목에 물리치료를 받고 옷을 입으려던 김씨는 아픈 어깨를 부여잡고 비명을 지르고 말았다.

왜 김씨에게 이런 일이 일어난 걸까? 손목이 부러지면 어긋난 뼈를 맞춘 후 팔꿈치까지 깁스를 하고, 팔걸이를 목에 건 채 뼈가 붙는 5주 동안 깁스 고정을 해야 한다.

이러다보니 손목, 팔꿈치, 어깨 관절까지 움직이지 않게 된다. 그러다 보면 손목 골절과 아무 관계없는 어깨 관절이 애꿎게 굳어버린 오십견이 온다. 그래서 어깨가 아파서 움직이기 어려운 상황이 온 것이다.

김씨와 같이 골절로 깁스한 후 뼈가 잘 붙어서 깁스를 풀고 이제 예전처럼 회복했다고 생각했는데, 갑자기 어깨가 아프다고 황당해 하는 경우를 필자는 심심찮게 본다.

사례를 하나 더 보자.

오모 씨(여, 50대 중반)는 학창시절 배구선수 출신이다. 왕년의 날렵함과 내공으로 지금도 줌바, 스포츠 댄스, 자전거 동호회에서 기량을 과시하고 있다.

어느 날 자전거를 타고 한강변을 달리던 오씨는 갑자기 튀어나온 개를 피하느라 그만 바닥에 나동그라지고 말았다. 어깨로 아스팔트 위에 떨어졌고, 119로 급히 병원으로 이송되어 오른쪽 쇄

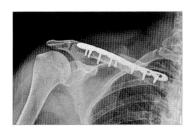

[그림 2.1.3] 쇄골 골절로 나사못으로 고정하는 수술 후, 어깨에서 발생한 오십견

골 골절로 [그림 2.1.3]과 같이 수술을 받았다.

수술을 받고 어깨를 고정해 놓은 후 뼈가 잘 붙었다는 의료진의 말을 들었는데, 어깨가 아파서 움직일 수 없어 필자를 찾아왔다. 앞의 김씨와 마찬가지로 수술 후 어깨 관절을 고정하는 과정에서 어깨 관절이 굳어버린 전형적인 오십견이었다.

두 분 모두 필자와 긴밀히 소통하면서 환자 맞춤형 치료법의 선별 및 조합으로 치료한 결과, 불과 일주일 만에 완치되었다. 이런 경우는 의사나 환자 모두에게 해피엔딩이다.

오십견 증상은 어떤가?

오십견은 몸서리치도록 어깨가 아프다고 한다. 관절이 굳어 있는 상태이므로 본의 아니게 팔이 건드려지거나 꺾일 때는 한참을 부여잡고 있어

야 할 정도다. 특히 밤에 많이 아파서 잠을 설치기 일쑤다. 자다가 돌아 눕기가 겁난다고 할 정도다.

오십견은 아주 초기에는 단순한 어깨 결림으로 시작되고, 시간이 지나면서 어깨가 많이 아파서 움직이기 힘든 상황이 된다. 팔을 움직일 때 아파서 세수하기, 머리감기, 머리빗기, 식사하기, 옷 입고 벗기, 여성들의 경우 브래지어 채우고 벗기, 주차권 뽑기 등 일상생활을 하기가 힘들다.

재활의학에서의 치료 목표는 어깨 통증을 줄이고 관절 운동범위를 늘려서 아프기 이전 상태의 일상생활과 직장생활로 돌아가게 하는 것이다.

오십견의 일생

오십견은 시간이 지나도 저절로 낫는 것은 아니라고 앞서 얘기했다. 그

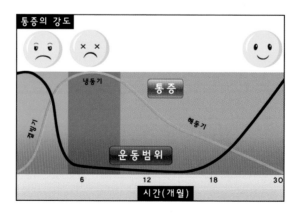

[그림 2.1.4] 오십견의 일생. 약 30개월 정도 걸린다. 결코 만만치 않다.

러면 어깨 아플 때 스트레칭하면 좀 더 빨리 나을까?

오십견은 그 시기에 따라 다음과 같이 크게 3가지 단계로 나눌 수 있다.

- 1단계(결빙기, 초록색) : 어깨 통증 발생~5개월 사이. 이때는 아픈 것이 제일 문제다. 밤잠도 설친다. 어깨 관절도 서서히 굳어간다.
- 2단계(냉동기, 파란색) : 5~9개월 사이. 가만히 있을 때는 견딜 만하지만, 만성 통증과 함께 어깨를 움직일 때 많이 아프다.
- 3단계(해동기, 회색) : 9~30개월 사이. 통증은 많이 줄어든다. 운동범위를 늘리려는 운동을 할 때만 아프다. 이전보다 좋아지긴 했지만, 아직 완전히 회복되지는 않았기에 본인의 노력과 지속적 재활치료가 필요하다.

오십견으로 인한 통증은 2년 정도 지나면 저절로 낫는다는 주장도 있다. 물론 상당수는 시간이 지나면서 덜 아프고 운동범위도 회복이 되기도 한다. 그러나 그렇지 않은 경우도 있다. 몇몇 학자들의 주장을 들어보자.

묄렌흐라흐트(Meulengracht) 등은 3년이 지나도 23%에서 통증과 운동장애가 있다고 하였고, 리브(Reeves) 등은 4년이 지나도 60%에서 증상이 남아 있다고 하였다. 샤퍼(Schaffer) 등도 비수술적으로 치료한 오십견 환자를 7년 동안 관찰하였더니 약 60%에서 관절기능장애가 있었고, 통증도 20개월까지 지속되었다고 한다. 한마디로 시간이 웬만큼 지나도 저절로 낫지 않을 수도 있다는 것이다.

설령 2년 이내에 낫는다고 가정해볼 때, 환자 입장에서는 2년이라는 시간이 지겹고 답답하기 짝이 없다. 문제는 어느 정도만 회복되고 통증과 어깨 움직임 장애가 남아서 삶의 질이 떨어지는 것이다.

이러한 문제 때문에 초기에 적절한 치료와 혼자서도 할 수 있는 꾸준한 운동을 병행하면 덜 아파서 일상생활도 비교적 자유롭게 할 수 있다. 조기 치료로 삶의 질이 한층 업그레이드되는 셈이다.

오십견 진단법

환자의 얘기를 잘 듣고 어깨 관절을 움직여보는 진찰이 매우 중요하다. 이것만으로도 오십견의 진단이 어느 정도 이루어진다. 그래도 엑스레이 검사는 기본적으로 해야 한다. 그 이유는 어깨의 퇴행성, 관절염, 류머티즘 관절염, 석화성 건염, 어깨 빠짐 등이 없음을 확인해야 하기 때문이다. 더불어 다른 어깨 질환들과의 감별이 필요하다.

❶ 환자 진찰
가장 중요하다. 환자와 소통하고 진찰하면서 환자가 가장 아파하는 부위가 어딘지, 얼마나 아픈지, 아픈 양상(밤에 더 아픈지, 가만히 있어도 아픈지 등)이 어떠한지를 바탕으로 정확한 진단을 하기 위한 실마리를 찾는

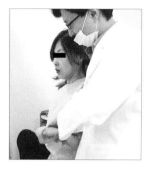

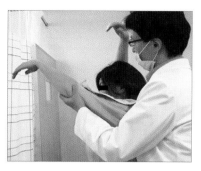

[그림 2.1.5] 어깨를 바깥으로 돌리는 외회전 검사에서 통증과 운동범위 제한이 있다.

[그림 2.1.6] 팔을 위로 들어올리는 거상 검사 (정상인 오른팔에 비해 왼팔은 아파서 잘 못 들고 있다)

매우 중요한 과정이다.

오십견 환자의 어깨를 진찰해보면 팔꿈치를 몸에 붙인 채 손을 바깥쪽으로 돌리는 외회전 동작에 가장 아파하고(얼굴이 찡그러져 있다), 그 다음으로 옆으로 들어올리는 외전이 힘들다. 이어서 손을 열중쉬어 자세로 하는 내회전이 어렵고, 마지막으로 손을 앞으로 들어올리는 거상 동작이 어렵다.

이렇게 어깨 관절을 어느 방향으로 어떻게 움직일 때 아픈지를 알아가는 진찰을 하다보면 아픈 어깨를 부여잡고 힘들어하는 환자를 볼 때면 필자도 마음이 불편하다.

하지만 의사의 진찰만으로도 오십견 진단의 상당 부분을 차지하므로 필자가 공들여서 진찰하는 이유다.

❷ 초음파 검사

어깨 초음파 검사 소견에서 부리상완인대와 연부조직이 두꺼워져 있는(노란색 화살표 부위) 것으로도 오십견을 진단할 수 있다. 위에 회색조의 두꺼워진 연부조직(노란색 화살표 머

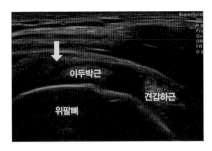

[그림 2.1.7] 갑상선 기능 항진증이 있는 오십견 환자 50대 김모 씨의 초음파 영상이다.

리)이 있다. 이는 오십견 환자의 매우 특징적인 초음파 검사 소견이다.

그 밖에도 관절 조영술과 MRI 등을 이용하여 어깨 관절주머니가 쪼그라든 소견이 있을 때 오십견을 진단할 수 있다.

오십견의 다양한 치료법

오십견 치료 목표는 통증을 줄이고 관절 운동범위를 회복하여 아프기 전 상태로 조기 복귀하는 재활치료가 우선적이다.

예전에 오십견 환자의 대부분은 1~2년 정도의 시간이 지나면 저절로 낫는다고 하여 치료를 등한시하기도 하였다. 그러나 최근에는 적절한 치료를 받지 않은 경우에는 어깨 관절에 운동장애가 올 수 있다고 알려지면서 여러 치료방법을 동원하여 적극적으로 치료하는 추세다. 치료는 재활치료와 같은 비수술적 치료가 원칙이다.

2010년 미국 스포츠의학회의 논문에 따르면, 오십견을 치료할 수 있는 많은 방법들을 소개하고 있는데 다음과 같다.

피부를 통해 전기자극을 하는 전기치료, 핫팩, 열 초음파 치료와 같은 물리치료, 약물치료, 도수치료, 운동치료, 어깨 관절에 스테로이드 주사 치료, 상견갑신경 차단술, 성상신경 차단술, 관절내부 조영술, 수압 팽창술, 마취 상태에서 하는 도수치료와 이러한 재활치료에도 효과가 없는 경우에는 관절경을 이용한 수술적 치료까지 다양하다.

한편, 필자가 하고 있는 치료는 앞의 방법들에 추가하여 시행하는데 몇 가지 소개하면 다음과 같다.

필자가 환자와 소통하며 직접 치료하는 재활운동 치료, 체외충격파 치료(충격파 장비가 여러 종류 있지만, 전자기 방식의 초점형(focused type)과 피에조 방식의 초점형 충격파를 주로 사용한다), 고강도 레이저 치료, 보톡스 치료(매우 드물게 사용하는 치료법으로, 뇌졸중 후에 찾아온 오십견을 치료할 때 환자에게 적용 가능한 경우에 한해서 사용) 등이 있다.

그런데 치료법이 많다는 것은 확실한 치료법이 없다는 말이기도 하다. 하지만 오십견 환자라도 환자 개인마다 상황이 다르므로 환자 맞춤형 치료법을 선별, 조합하여 치료해 본 결과, 만족도는 더 높았다.

그 밖에도 꾸준히 해야 할 것은 집에서 혼자 할 수 있는 운동으로서, 통증을 크게 유발하지 않는 범위에서 코드만(Codman) 운동, 손가락으로 벽 짚고 올라가는 운동, 도르래를 이용한 운동이 있다. 자세한 운동법은 'PART 3'을 참고하길 바란다.

이제부터 오십견 치료법에 대해 설명하겠다.

❶ 통원하며 받을 수 있는 간단한 물리치료

피부를 통해 전기자극을 하는 간섭파 전기치료, 핫팩, 초음파, 극초단
파 치료가 있다. 혹자는 치료받을 때만 통증이 좀 덜한 것 같고, 낫는 데
별로 도움이 안 된다고 생각하여 물리치료를 안 하려는 경우가 있는데
이는 오산이다. 굳은 어깨를 사우나와 같은 온탕에 담그기만 해도 한결
가벼워질 뿐 아니라 기분에도 긍정적 영향이 있다.

❷ 약물치료(비스테로이드성 소염진통제 등)

이런 종류의 약을 임의로 먹을 경우에는 위나 장에 출혈과 같은 문제
가 생길 수 있으니 주치의와 상의하여 적절히 사용하면 도움될 수 있다.

❸ 재활운동 치료(수동운동, 능동운동, 저항운동 등)

힘을 빼고 느긋한 마음으로 느린 동작으로 규칙적으로 하면 좋다. 이
렇게 하다보면 굳은 어깨 관절이 풀어지는 것은 물론 복잡한 마음까지도
정화되는 경험을 할 수 있으니 적극적으로 해보자.

❹ 관절 내 스테로이드 주사치료

이 치료법은 무조건 나쁘다고 생각하는데 꼭 그렇지는 않다. 주치의와
소통하여 필요할 때 적절히 맞는 것은 치료에 도움이 된다. 오십견과 같

이 어깨 관절을 둘러싸고 있는 주머니에 염증이 생겨 아픈 경우에는 효과적으로 통증을 조절할 수 있기 때문에 도움이 된다.

어깨 운동을 하고 싶으나 아파서 못하는 경우에 스테로이드 주사치료를 통해서 염증과 통증을 줄이면 적극적이고 효과적인 재활운동 치료에 도움이 될 수 있다. 물리치료나 약물치료보다 짧은 시간에 효과가 있다. 당뇨병이 있는 환자는 스테로이드 주사를 맞으면 혈당이 올라갈 수 있으므로 주사하기 전에 의료진이 미리 챙기지만, 그래도 당뇨병 유무를 주치의에게 알려주는 것이 좋다.

스테로이드 주사는 잘 쓰면 약, 못 쓰는 독이다. 환자 상태를 고려하여 적절한 용량과 간격으로 투여하면 부작용 없이 안전하며 효과적으로 사용할 수 있는 훌륭한 치료법이다. 환자들 중에는 이 병원, 저 병원 다니면서 스테로이드 주사를 맞곤 하는데, 이는 매우 위험할 수 있으므로 주의해야 한다.

❺ 성상신경 차단술

오십견처럼 원인 모를 어깨 통증이 있거나 다소 생소하고 어려운 용어인 반사성 교감신경 디스트로피 질환이 있을 때 사용할 수 있는 치료법이 바로 성상신경 차단술이다.

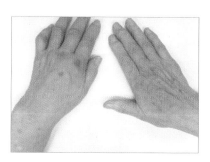

[그림 2.1.8] 반사성 교감신경성 이영양증 : 교감신경의 기능 이상으로 인해 발생한다. 오른손에 비해 왼손이 많이 부어 있다.

이 치료법은 다음 그림과 같이 초음파를 보면서 성상신경을 찾아 신경 주위에 치료제를 투여하는 방법이다. 성상신경 차단술 치료를 받고 20분 정도 지나면 오십견으로 아프고 굳어 있던 어깨 관절이 좀 더 부드럽게 움직인다. 이때 적극적인 재활운동을 하면 덜 아프고 운동범위도 넓어져 삶의 질이 높아진다.

필자는 환자와 적극적 소통과 진찰을 하여 이러한 치료에 효과가 있을 만한 사람에게 가끔 시술하곤 한다. 시술하는데 걸리는 시간은 5분 이내로 짧다.

다음 그림을 보면 초음파 장비를 이용해서 주삿바늘(노란색 화살표)이 성상신경절에 위치해 있음을 알 수 있다. 이처럼 초음파로 확인한 후 주사치료를 받으면 안전하고 정확한 치료를 받을 수 있다.

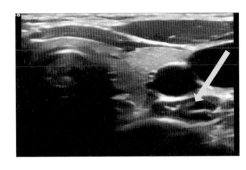

[그림 2.1.9] 성상신경 차단술 : 반사성 교감신경성 이영양증이 있는 경우에는 노란색 화살표 부위에 있는 성상신경절에 주사를 맞으면 통증과 부기를 줄일 수 있다.

❻ 상견갑신경 차단술

어깨 관절 주변의 신경을 조절하여 통증을 줄이는 방법이다. 어깨 관절 전문의가 자주하는 치료법으로, 치료하는 즉시 통증이 많이 줄어든다. 아파서 잠 못 자는 것도 어느 정도 해결된다.

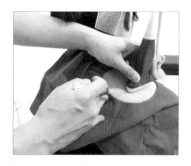

[그림 2.1.10] 초음파를 보고 확인하면서 상견갑신경 차단술을 시행한다.

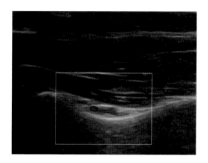

[그림 2.1.11] 초음파 사진에서 빨간색 타원형이 상견갑동맥이고, 상견갑신경 차단술은 그 바로 왼쪽에 있는 신경에 주사하는 방법이다.

그러나 관절이 심하게 굳어 있는 경우에는 이 치료만으로 해결되지 않을 수 있다. 그래서 다음 단계인 수압 팽창술과 필자가 직접 하는 도수치료를 병행하기도 한다.

필자는 십수 년 전부터 항상 초음파를 보면서 주사하므로 명중률은 거의 100%에 가깝다. 지향사격이 아닌 조준사격이다. 그래서 명중률이 높다. 왜냐하면 관절막 안으로 바늘이 들어가는 동안은 물론 바늘이 정확한 위치에 있음을 확인한 다음 주사를 하게 되면 약이 들어가서 어디로 얼마만큼 퍼지는지, 관절막이 얼마나 팽창하는지도 알 수 있다. 이런 과정을 확인하면서 주사하기에 치료가 정확히 되고 있다는 확신을 가질 수 있다.

그런 치료 과정을 모두 사진으로 저장해 놓았다가 환자에게 설명을 해주면 소통이 되기에 환자도 자기가 받은 치료에 대해서 충분히 이해할 수 있다. 의사와 환자가 양방향 소통을 할 때 서로 믿고 존중하게 되어 치료 결과도 좋다.

소통은 분야를 막론하고 중요한 덕목 중의 하나임은 두말할 필요가 없다. 필자가 하는 소통 방식을 환자들이 얘기하길 의사소통(醫師疏通)이라 한다. 의사소통(意思疏通)의 업그레이드 버전으로 필자와 환자가 오감을 통한 소통이라고 보면 된다.

❼ 수압 팽창술

수압 팽창술(hydraulic distension)은 초음파를 보면서 관절 내부에 국소마취제를 포함하는 생리식염수를 주사하여 좁아진 관절주머니의 용적을 늘려주는 방법이다.

정상인의 어깨 관절 용량은 약 10~20mL 정도다. 그러나 오십견으로 고통받는 환자의 관절 용량은 불과 5mL 이

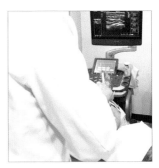

[그림 2.1.12] 초음파를 보면서 쪼그라든 어깨 관절주머니의 용적을 늘리는 수압 팽창술을 하고 있는 중

하로 매우 적다. 어깨 관절막이 쪼그라든 것이다. 그래서 쪼그라든 어깨 관절 공간을 넓히기 위해 어깨 관절에 생리식염수를 주사하는 방법이다.

수압 팽창술은 우리 몸에 있는 성분인 생리식염수를 주사하기 때문에 안전하다. 줄어든 관절주머니에 식염수를 넣어서 늘리거나 터트린다. 그러면 어깨의 움직임이 한결 부드러워진다. 이 시술은 통증이 있으므로 상견갑신경 차단술을 미리 하면 거의 통증 없이 치료받을 수 있다.

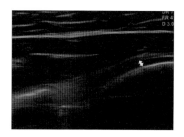
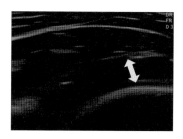

[그림 2.1.13] 수압 팽창술을 하기 전에 노란색 화살표만큼 좁아진 관절주머니

[그림 2.1.14] 수압 팽창술을 하고 난 후 노란색 화살표만큼 늘어난 관절주머니

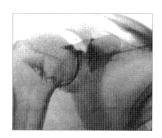
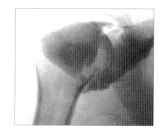

[그림 2.1.15] 방사선 영상 증폭기를 이용하여 수압 팽창술을 하는 사진. 검은색 조영제가 들어가기 시작하는 모습

[그림 2.1.16] 방사선 영상 증폭기를 이용하여 수압 팽창술을 하는 사진. 수액과 조영제가 들어가서 관절이 팽창된 모습

또 다른 수압 팽창술을 하는 방법으로, 초음파가 아닌 투시 영상장비를 통해 조영제, 생리식염수, 국소마취제 혼합액을 주사하는 시술이 있다. 그러나 이 방법은 어깨 관절에 알레르기 반응을 유발할 수 있는 조영제를 맞아야 하는 위험과, 환자와 의사 모두 상당한 방사선에 노출될 수 있기 때문에 요즘은 초음파로 대신하는 분위기다.

❽ 심하게 경직된 어깨 관절을 부분 마취한 후 도수조작 치료

도수조작(Brisement) 치료는 다른 여러 가지 치료를 해도 별 차도가 없을 경우에 해볼 수 있다. 입원하지 않고 외래진료에서 간단히 할 수 있는 장점이 있다.

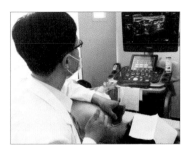

[그림 2.1.17] 초음파를 보면서 사각근 사이에 있는 부분 마취(상완 신경총을 차단)하는 모습

방법은 목 옆쪽의 사각근 사이에 있는 상완 신경총을 부분 마취한 후, 어깨 전문의가 세심한 도수 조작을 하여 짧아진 관절막을 파열시켜 어깨 관절의 운동범위를 늘려주는 치료법이다. 치료 중 오그라든 관절막에서 "드르륵" 또는 "타닥"거리는 소리(poping sound)가 나면서 풀리는 느낌이 있으면 좋은 결과가 있을 수 있다. 치료 후에 다시 관절막이 엉켜 붙어 다시 오그라드는 것을 막기 위해 환자는 양손을 깍지 끼고 기지개 켜는 동작을 자주 해야 한다.

이러한 치료 중에 주의해야 할 합병증이 있다. 매우 드물기 하지만 골다공증이 있는 환자에게서 골절이 발생할 수 있으므로 숙련된 전문의가 치료해야 한다.

이 치료법의 대상 환자는 다음 2가지에 해당하는 사람이다.

① 급성 염증기를 지나고 통증 때문에 전혀 운동할 수 없는 사람

② 12주간 재활치료를 했지만, 관절이 계속 굳어 있어 호전이 없는 사람

❾ 필자가 직접 하는 소통형 재활 도수치료

필자가 환자와 소통하며 직접 치료하는 포괄적 재활운동 치료로, 호흡법과 더불어 마음까지도 치료한다.

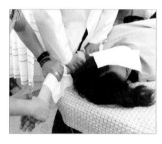
[그림 2.1.18] 팔을 들어올리는 운동

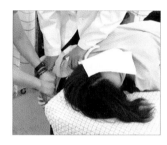
[그림 2.1.19] 팔을 옆으로 들어올리는 운동

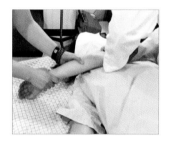
[그림 2.1.20] 팔을 안쪽으로 가로지르는 운동

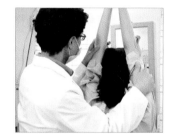
[그림 2.1.21] 양팔을 귀에 붙이는 운동

❿ 고주파를 이용한 어깨 통증 치료

초음파로 신경을 찾은 다음 고주파(radiofrequency)를 이용하여 신경에 간헐적으로 고주파 자극을 주는 치료다. 악성 종양과 관련되어 참을 수 없는 어깨 통증이 있는 환자에게 고주파 치료로 신경을 치료한 결과 효과적이었다는 논문이 있어서 필자는 오십견으로 인한 통증 치료에 필요할 때 적용하고 있다.

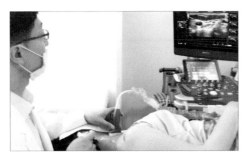
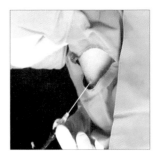

[그림 2.1.22] 어깨 통증을 줄이기 위한 고주파 시술에 앞서 초음파로 신경을 찾는 모습

[그림 2.1.23] 고주파로 어깨 통증과 연관된 신경에 시술하는 모습

⑪ 관절경을 이용한 수술적 치료

1년 정도 적극적이고 충분한 재활치료를 했음에도 어깨 관절이 계속 굳어 있다면 관절경으로 굳은 관절주머니를 열어주는 치료를 할 수 있다. 수술 전 또는 수술 후에 마취한 상태에서 도수치료를 하는 것도 도움이 될 수 있다. 수술은 최후의 선택이어야 함을 명심해야 한다.

⑫ 그 밖에 체외충격파 치료와 고강도 레이저 치료

체외충격파 치료는 고강도의 초음파 에너지를 모아서 힘줄이나 인대와 같은 연부조직을 재생하는 것부터 시작해서 척추와 관절 치료에 널리 사용하고 있다. 충격파 장비에는 여러 종류가 있지만 필자는 주로 고가지만 효과가 좋은 전자기 방식의 초점형과 피에조 방식의 초점형 충격파 장비를 사용한다.

고강도 레이저 치료는 레이저의 열에너지를 이용하여 힘줄과 인대의 부기와 염증을 빼면서 조직을 재생하는 치료법이다.

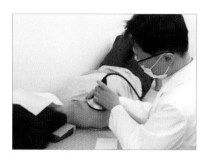

[그림 2.1.24] 피에조 방식의 충격파인 울프®의 충격파로 어깨 치료하는 모습

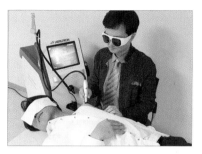

[그림 2.1.25] 어깨 통증을 일으키는 염증과 부기를 제거하기 위해 고강도 레이저(힐트론®)로 어깨 치료 중

최근까지 보고된 오십견 치료 결과

잘 조절된 재활운동 치료로 약 70% 정도에서 좋은 결과가 있었다. 재활치료에도 효과가 없는 경우 부분 마취하고 도수조작 치료를 한 경우 70~90%에서 증상이 좋아졌다. 관절경으로 수술이 필요한 환자는 7~9% 정도로 대부분 재활치료로 회복이 되었다.

외래 진료실에서 쉽게 할 수 있는 방법으로는 어깨에 부분 마취를 하고 스테로이드와 생리식염수를 함께 주입하는 수압 팽창술을 한 상태에서 도수조작 치료까지 병행하면 치료 성공률은 더 높다는 문헌이 있다.

그래서 필자도 잘 해결되지 않는 오십견 환자에게 앞의 방법과 더불어 필자만의 노하우인 '포괄적 소통형 재활운동 치료'를 통해 정상 어깨로 복귀를 돕고 있다.

아니 땐 굴뚝에 연기 나듯이 찾아온 불청객 오십견

세무법인에서 세무사로 일하고 있는 유모 씨(남, 40대 중반)는 6개월 전부터 별다른 이유 없이 왼쪽 어깨가 조금 아프고 결렸는데, 운동 부족이겠거니 생각하고 틈틈이 스트레칭을 하고 마사지도 받았다. 마사지 받고 나면 가볍고 시원한 느낌도 있어 일주일에 2번 정도 꾸준히 받았다. 그러던 어느 날 아침 서둘러 옷을 입다가 찌르는 듯한 어깨 통증으로 필자를 찾아왔다.

어깨 진찰을 해보니 전형적인 오십견이었다. 혹시나 석회성 힘줄염이 같이 왔을 수도 있을까 싶어 엑스레이를 찍어보니 다행히 석회는 없었다. 서둘러 상견갑신경을 부분 차단하여 어깨 힘을 적당히 빼놓은 다음, 수압 팽창술을 하고 필자가 직접 20분 동안 도수치료를 하였다. 이어시 유씨에게 직딩한 운동처방을 하여 혼자서 10분 정도 운동을 하게 하였다.

필자가 계속해서 어깨 관절을 싸고 있는 관절막에 체외충격파 치료, 고강도 레이저 치료를 하니, 어깨 통증은 가라앉고 운동범위는 많이 늘어났다. 이렇게 2번 치료받은 유씨는 80% 정도 치료되어 일상생활에는 문제가 없게 되었다. 이에 필자는 오십견 치료를 마무리하고 예방하는 재활운동을 처방하였고, 유씨는 매월 한 번씩 필자와 만나 긴밀한 소통진료를 통해 건강한 어깨를 유지하고 있다.

어깨 도수치료 시술 후 관절 운동법과 관리요령

운동법으로는 시술 다음날부터 하루에 2번씩 주치의가 직접 해주는 운동 또는 주치의의 도움을 받으며 함께 운동하는 재활운동을 시작한다. 시술 후 3일부터 정해진 운동처방 중에서 혼자서 맨손운동 또는 막대봉을 이용하여 관절운동을 한다.

가장 중요한 것은 주치의와 긴밀한 소통을 하면서 주어진 처방에 따른 체계적이고 규칙적인 재활운동을 습관화하는 것이 핵심이다.

관리요령으로는 오십견을 앓은 적이 있고 재발한 것 같으면 바로 오십견 유무를 조기에 진단받는 것이 좋다. 오십견으로 진단이 되면 조기 치료로 조기 회복하도록 해야 한다.

또한 오십견이 완치된 후에도 재발하지 않도록 재활의학과 의사와 상담하여 집이나 직장에서도 간단하게 할 수 있는 어깨 재활운동을 배워서 평소에 늘 실천하면 더할 나위 없이 좋을 것이다.

오십견은 시간이 지나면 저절로 낫는다고 한다. 물론 그런 경우도 있다. 그러나 대략 2년 정도 이르는 기간 동안 통증으로 밤잠을 설치는 등 일상생활에 지장이 있어 고생이 이만저만이 아니다. 삶의 질이 나빠지고, 짜증이 나고 급기야 우울증이 오기도 한다. 설령 2년 후에 통증은 줄었다고 해도 운동범위에 장애가 오는 후유증이 남는다는 보고도 많이 있다.

그래서 조기에 정확한 진단이 중요하고, 그 진단에 맞는 조기 치료(관절내 주사, 수압 팽창술, 부분 마취 후 도수조작 치료, 포괄적 재활운동 치료 등)를 통해 오십견으로부터 빨리 벗어나야 한다. 더불어 예방책을 확실히 이해하고 실천하는 것 또한 중요하다. 예방이 최선의 치료다.

석회성 힘줄염
- 어깨 속 돌덩이, 화학적 종기, 어깨에 불난 것 같다

컴퓨터와 스마트폰을 바르지 못한 자세에서 사용하는 시간이 늘어남에 따라 우리 몸은 거북목, 둥글고 구부정한 어깨(round shoulder), 새우 등과 같은 나쁜 자세로 척추와 관절이 소리 없이 망가지고 있다. 또한 스릴 넘치는 위험한 극한의 스포츠가 젊은이들 사이에서 폭발적인 인기를 누리면서 부상자가 속출하고 있다.

한편, 노인복지관에서는 노인들을 위한 사교댄스 등이 활성화되면서 준비 안 된 상태에서 운동하다가 다치는 노인 또한 늘고 있다. 따라서 어깨 관절의 힘줄, 근육, 인대, 신경 손상과 골절에 이르기까지 다양한 환자들이 증가 추세다. 남녀노소할 것 없이 어깨의 수난시대다. 필자의 클리닉에서도 그러한 분위기를 충분히 느낄 수 있다.

이러한 상황에서는 치료와 재발 방지대책이 함께 마련되어야 할 것이다. 안전하고 효율적인 운동에 관한 것은 'PART 3'에 설명해 놓았으니 참고하길 바란다.

어깨가 아픈 원인은 무수히 많지만 오십견, 석회성 힘줄염, 어깨 충돌증후군, 회전근개 파열 등이 대표적이다. 특히 오십견과 석회성 힘줄염의 경우에는 특별히 다친 적이 없다 하더라도 소리 소문 없이 찾아오기도 한다.

자, 그러면 지금부터 석회성 힘줄염에 대해 설명하겠다.

석회성 힘줄염이란?

석회성 힘줄염(calcific tendinitis)은 어깨 관절을 둘러싸는 회전근개 힘줄에 석회덩어리, 즉 돌멩이가 생기는 것이다. 이 석회질은 염증을 일으켜 어깨 관절과 주위에 급성, 만성 통증과 운동장애를 일으킨다. 시간이 지나면 대부분의 석회는 저절로 없어지기도 한다. 태풍처럼 한 번 휩쓸고 지나가는 병이지만, 그 과정은 쉽지 않다.

석회성 힘줄염을 역사적으로 보면, 학자 코드만(Codman)이 자신의 책에서 "회전근개 힘줄에 석회가 쌓이는 것"이라고 하였다.

석회성 힘줄염의 실태와 그 위험군은?

　석회성 힘줄염은 50대 여성에게서 가장 많이 생긴다고 한다. 여러 학자들의 연구에 따르면, 질병 발생률은 2.7~20% 정도이고, 환자의 약 10~20% 정도는 양쪽 어깨에 석회가 있다고 한다. 여러 연구에 따르면, 여자가 남자보다 발생률이 높고 환자의 평균 연령은 30~50세 정도다. 어깨에 석회가 있다고 해도 약 20%에서는 증상이 없는 경우도 있다고 한다.

　특히 당뇨병이나 갑상선 질환 또는 여성 호르몬의 대사에 문제가 있는 경우에는 석회성 힘줄염의 발생에 영향을 미칠 수 있다. 석회성 힘줄염은 매우 흔한 질환으로 성인의 약 3% 정도에서 발생하며, 30~50대 여성에게서 많이 발생한다.

　학자 마브리카키스(Mavrikakis)는 석회성 힘줄염의 발생률이 당뇨병 환자에서는 무려 31.8%, 정상인에서는 10.3%로, 당뇨병 환자가 3배 가

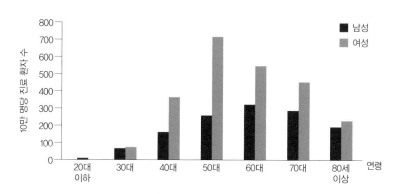

[그림 2.2.1] 인구 10만 명당 성별 · 연령별 '석회성 힘줄염' 진료현황(2014년)

출처 : 국민건강보험공단

까이 높았다. 당뇨병 환자는 합병증(당뇨병성 망막병증, 신경병증, 콩팥병증)을 예방하기 위해서 기본적으로 적절한 식이요법과 운동을 통해 혈당관리를 철저히 해야 하는데, 이렇게 하는 것은 석회성 힘줄염의 예방에도 도움이 된다고 하니 해볼 만한 가치가 충분히 있다.

한편, 국민건강보험공단의 자료에 따르면, 2014년 석회성 힘줄염으로 진료받은 환자가 10만 명으로, 최근 5년간 연평균 증가율이 10.3%로 가파른 증가세를 보이고 있다. 여성이 남성보다 2.1배 많다. 40대부터 환자가 늘어나기 시작하여 50대 여성이 가장 많다. 갱년기와 함께 불청객이다.

석회성 힘줄염의 특징적인 증상은?

석회성 힘줄염의 특징적인 증상은 다치지도 않았는데 매우 아픈 것이다. 오죽했으면 '화학적 종기'라는 별명이 붙었을까. 한편, 석회가 있어도 증상이 없는 경우도 있다. 이렇듯 석회성 힘줄염은 무증상에서부터 어깨를 움직일 수 없을 정도의 예리한 통증까지 다양하며, 특히 석회가 주변으로 파열되는 경우 극심한 통증과 더불어 어깨가 화끈거리기도 한다.

석회가 만들어지는 단계에서는 조금씩 아프기 시작한다. 혹시나 해서 찍은 엑스레이에서 우연히 석회가 발견되는 경우도 있다. 힘줄에 석회질이 들어 있으면 팔을 움직일 때 석회가 있는 힘줄이 견봉(어깨뼈)의 아랫

부분과 충돌하면서 통증이 발생하곤 한다.

한편, 석회가 무르익어 흡수되는 단계에서는 몹시 아프다. 너무 아픈 나머지 골절이나 심각한 염증과 같이 뭔가 크게 잘못된 것으로 생각하고 불철주야 응급실로 달려오기도 한다. 밤새 통증을 견디다 못해 시뻘건 눈으로 어깨를 부여잡은 채 응급실을 찾아온 환자들을 진료했던 기억이 난다.

석회는 왜 생길까?

정확한 발생 원인은 아직 모른다. 여러 요인이 복합적으로 작용하는 것으로 생각하고 있다. 어깨 관절을 무리하게 사용하면 회전근개 힘줄에 산소가 부족하게 되고, 힘줄이 눌리면서 망가지게 된다. 이때 힘술에 석회가 생기는 것으로 추정하고 있다. 물론 나이 들면서 생기는 퇴행성 변화와도 관계가 있다. 당뇨병, 갑상선 질환과 같은 내분비 질환과도 관계가 있다.

최근 석회성 힘줄염 환자가 늘어나는 원인은 무리하게 어깨를 사용하는 일을 하거나, 과격한 스포츠를 많이 해서 생기는 퇴행성 변화 때문이다. 또 하나의 원인은 어깨 관절을 볼 수 있는 초음파 장비와 같은 진단 기술이 발전하여, 이전에 엑스레이로 밝혀내지 못했던 작은 석회들을 발견하게 됨에 따라 환자가 늘어났기 때문이다.

한 연구에 의하면, 흡연과 비만이 석회성 힘줄염의 위험을 높일 수 있다고 한다. 흡연은 어깨 힘줄과 인대를 비롯한 조직에 저산소성 손상을 일으키는 대표적인 원인이기 때문에 흡연자는 비흡연자보다 석회성 힘줄염의 발생 위험이 5.53배 높았다고 한다. 또 체질량 지수(BMI)가 23km/m² 이상인 과체중에서도 정상 체중보다 석회성 힘줄염의 발생 위험이 3.79배 높았다고 한다.

따라서 금연과 정상 체중을 유지하는 것이 석회성 힘줄염의 예방책임은 물론, 다른 성인병이나 질환 예방도 될 수 있으니 실천해야 하지 않을까?

석회성 힘줄염인지 어떻게 알 수 있나?

석회성 힘줄염 증상은 어깨 관절의 석회가 있는 부위가 쏙쏙 쑤시고 누르면 매우 아프다. 너무 아파서 어깨 관절을 움직이기 힘들다. 특히 식사할 때, 옷 입기, 머리 빗기와 같이 팔을 앞으로 올리거나 옆으로 올리는 동작이 어렵게 된다.

석회성 힘줄염은 엑스레이 검사로 진단할 수 있다. 어깨 관절 주위에 석회질이 있으면 석회성 힘줄염으로 진단한다. 그 밖에도 초음파 검사에서는 엑스레이 검사에서 볼 수 없는 힘줄을 볼 수 있고, 힘줄 속에 있는 석회질을 진단할 수 있다.

한편, 통증이 심한 급성기나 재흡수기에는 보다 정확한 검사를 위해 CT나 MRI를 해볼 수도 있다.

❶ 엑스레이 검사

오른쪽 사진에서 보다시피 엑스레이 사진만으로도 석회(노란색 화살표)의 유무와 위치, 크기 등을 대략적으로 알아볼 수 있다.

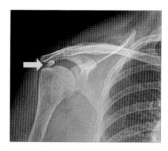

[그림 2.2.2] 석회덩어리(노란색 화살표)가 있는 어깨 엑스레이 사진

❷ 초음파 검사

비싼 돈 들이지 않고 진료실에서 할 수 있는 매우 실용적인 검사다. 초음파를 이용해 힘줄에서 석회가 있는 부분을 정확히 알 수 있다. 어깨 관절을 움직일 때 힘줄에 엉켜 있는 석회가 견봉(어깨뼈)과 충돌하는지 여부를 알 수 있다. 만약 충돌한다면 견봉 아래에 염증(점액낭염)이 생기곤 하는데, 이 또한 초음파로 확인 가능하다.

초음파 검사에서 석회성 힘줄염은 3가지 형태로 나눌 수 있다. 1형은 석회가 딱딱한 분필처럼 하얗게 보이는 형성기인데, 전체 환자의 80%를 차지한다고 한다([그림 2.2.3]). 3형은 석회가 치약처럼 물렁하고 통증이 심한 흡수기이다([그림 2.2.4]). 2형은 1형과 3형의 중간 형태다. 3형인 흡수기에는 통증이 극심하기에 '화학적 종기'라는 별명이 붙어 있을 정도다.

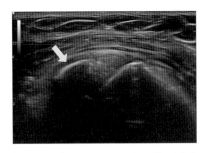 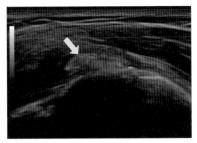

[그림 2.2.3] 형성기에 나타나는 1형 석회다. 이때 석회는 딱딱한 분필처럼 하얗게 보인다 (노란색 화살표).

[그림 2.2.4] 흡수기에 나타나는 다소 물렁해진 석회덩어리다(노란색 화살표). 이때 석회는 치약처럼 물렁하여 주삿바늘로 뽑을 수 있다.

❸ CT 검사

일반 엑스레이 검사에 비해 석회가 축적된 부위를 더 잘 알 수 있기 때문에 수술을 해야 할 경우 검사한다.

❹ MRI 검사

부가적인 검사일 뿐 기본적인 검사는 아니다.

석회성 힘줄염 치료와 관리는 어떻게 하나?

증상이 없으면 치료할 필요가 없다. 어깨에 생긴 석회는 시간이 지나면 대부분 몸속에서 자연스럽게 시라지고 한다. 대부분 비수술로 치료하며, 통증이 경미할 경우에는 우선 약물치료를 통해 염증을 가라앉힌다.

그 다음 어깨 전문 의료진에게 환자 혼자서도 할 수 있는 재활운동을 배워서 수시로 운동한다.

한편, 흡수기에 심각한 급성 통증이 있을 때는 소염진통제 복용과 함께 소염제 주사로 염증과 통증을 줄일 수 있다. 더불어 어깨 움직임과 자극을 피하면서 냉찜질을 하는 것이 도움된다. 이어서 혼자서도 할 수 있는 재활운동을 한다.

환자 대부분은 재활치료로 큰 호전을 볼 수 있으나, 시간이 지나도 증상이 좋아지지 않으면 초음파를 보면서 주삿바늘을 이용해 석회를 잘게 부수는 다발성 천공술과 체외충격파 치료 등이 있다. 다양한 치료에도 지속적인 통증을 호소하는 경우, 관절경 수술로 힘줄에 붙어 있는 석회를 제거하기도 한다. 하지만 수술을 하는 경우는 매우 드물다.

이 질환의 대부분은 시간이 지나면 저절로 좋아지기도 하고 재활치료로 나을 수 있다. 그러나 몇몇 환자들은 석회가 없어지지 않아 오랫동안 어깨 통증으로 고통받기도 한다.

그런데 석회가 있다고 다 아픈 것이 아니라고 한다. 그러면 언제 문제를 일으킬지 모르는 석회덩어리를 안고 살아야 하는가? 그렇다. 증상이 없으면 치료할 필요가 없다는 것이 현재 정설이다. 딱딱한 분필과 같은 석회덩어리는 통증이 그럭저럭 견딜 만한데, 치약처럼 녹아내리는 석회는 매우 아프니 그때는 주삿바늘을 이용하여 석회를 제거하는 다발성 천공술이 도움된다.

자, 지금부터 석회성 힘줄염의 치료법에 대해 설명하겠다.

❶ 약물 및 재활운동 치료

급성기에는 비스테로이드성 소염제가 도움이 된다. 어깨를 움직여주는 적절한 물리치료는 어깨가 굳는 것을 막을 수 있다.

❷ 이온치료

낮은 전류로 석회 조직을 관통하게 해서 이온화된 분자가 잘 통과하도록 하여 치료하는 물리치료가 도움될 수 있다.

❸ 체외충격파 치료

• 체외충격파 치료란?

비뇨기과에서 오래전부터 지금까지 요로결석을 치료하기 위해 체외충격파 쇄석술을 사용하고 있다. 체외충격파는 이와 비슷한 개념 방법이다. 문헌에 의하면, 1995년 석회성 힘줄염 환자에 적용하여 약 75% 환자에서 증상이 완화되었다는 결과가 발표된 이후로 지금까지 널리 사용되고 있다.

체외충격파 치료(ESWT : extracorporeal shock wave therapy)는 우리 몸의 척추와 관절 질환에 사용할 수 있는 것으로, 어깨 관절의 경우 퇴행성 힘줄, 파열된 힘줄, 관절 주위에 생긴 석회(돌)에 규칙적인 충격파를 줘서 조직 재생을 유도하는 치료법이다. 석회성 힘줄염 환자의 경우, 여러 가지 보존적 치료에 차도가 없는 만성 어깨 통증 환자에게 대안으로 해볼 수 있는 유용한 치료법이다. 따라서 아프다고 처음부터 하는 치료법은 아니다.

여러 가지 충격파 종류 중에서 필자가 사용하는 충격파는 초점을 맞춰서 하는 전자기식(electromagnetic type) 충격파와 피에조 전기식(piezoelectric type) 충격파다. 이는 다른 형태의 충격파 장비보다 석회성 힘줄염의 통증 조절과 석회를 쪼개거나 없애는 데 효과적이다.

• 치료방법

진찰과 초음파 검사를 통해서 석회가 있는 부위를 표시해 놓고, 그 부위에 젤을 바른다. 적절한 충격파 에너지 레벨을 설정한 다음 치료를 시작한다. 치료 중에 의사와 환자가 소통하면서 치료 횟수와 강도를 정한다. 환자에게 무작정 참으라고 하면서 치료하지는 않는다.

• 장단점

체외충격파는 수술이나 시술과 달리 별다른 준비 없이 편하게 받을 수 있다. 치료 시간도 10분 내외로 짧은 편이다. 1주 간격으로 3~5회 정도 치료하면 되기 때문에 바쁜 직장인들도 할 수 있다. 치료받을 때 아픈 것이 단점이지만, 그것도 의사와 환자가 소통을 하면서 견딜만한 수준으로 하기 때문에 문제될 건 없다([그림 2.1.24] 참조).

충격파 치료를 받으면 안 되거나 조심해서 받아야 할 사람으로는 심장판막 수술을 받고 피를 묽게 하는 코마딘, 와파린 등의 약제를 복용하여 출혈의 위험이 있는 사람, 관절에 균이 들어가서 화농성 관절염이 있는 사람, 골다공증이 심한 환자다. 진료받을 때 의료진에게 미리 알리자.

❹ 초음파를 보면서 바늘로 석회를 깨서 뽑아내는 다발성 천공술 및 배액 치료

입원하지 않고 시술 당일 외래에서 어깨에 석회가 있는 부분만 국소 마취하여 초음파를 보면서 주삿바늘로 석회를 깨는 방법이다. 소요시간은 5~10분 정도로 짧다.

다발성 천공술은 주사기로 석회에 구멍을 뚫어서 생리식염수를 넣었다 뺐다를 반복하는 일명 '다발성 천공 및 세척술'이다. 치료 결과도 좋은 편이다. 이와 같이 흡수기(3기)에 통증이 심할 때는 다발성 천공 및 세척술이 매우 효과적이다. 치료 중에는 석회만 제거하고 힘줄은 다치지 않게 하는 것이 치료의 핵심이다.

필자는 10여 전 전부터 초음파를 보면서 정확하고 안전하게 석회 제거 시술을 하고 있다. 요즘은 초음파 기술이 더 발달하여 조그마한 흔

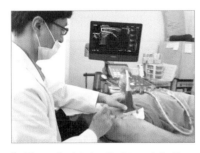

[그림 2.2.5] 필자가 초음파를 보면서 바늘로 석회를 깨고 있는 장면

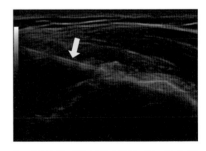

[그림 2.2.6] 좌측 상단에서 들어온 바늘(노란색 화살표)로 석회를 깨고 있다.

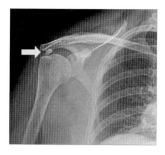

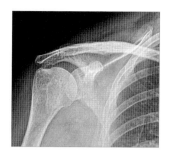

[그림 2.2.7] 김모 씨(여, 56세)의 석회덩어리(노란색 화살표)

[그림 2.2.8] 치료 후 하얗게 있던 석회가 거의 없어짐

적의 석회까지도 명확히 보인다. 이 치료로 힘줄 내부의 압력이 낮아지고, 석회물질들이 씻겨나가서 통증이 많이 줄어든다. 불과 10분 차이로 환자의 표정이 많이 달라진다. 환자는 잠깐 사이에 지옥과 천당을 오간 것이다.

필자는 하루에도 여러 번 석회를 깨는 천공 및 세척술을 하다보니 환자분들이 "여긴 병원이 아니고 채석장이야"라고 농담을 하곤 한다. 이 글을 쓰기 직전에도 돌(석회) 깨고 왔으니, 채석장이 맞는 것 같다.

❺ 항 염증성 방사선 치료

항 염증성 방사선 치료(anti-inflammatory radiotheraphy)는 치료적 목적의 방사선을 석회 부위에 쬐어 증세를 호전시키는 방법이다. 거의 사용하지 않는다.

❻ 수술

수술은 충분한 재활치료를 받아도 차도가 없는 경우에 하는 최후의 선택이다. 피부를 절개하지 않고 구멍을 뚫어 관절경으로 석회를 제거하는 방법이다.

수술적 치료는 주로 석회성 힘줄염의 1단계인 형성기에서 비수술적 치료로 증세 호전이 없을 때 고려한다. 흡수기에서는 거의 수술하지 않고 주로 다발성 천공술로 치료한다.

석회성 힘줄염을 치료하지 않고 방치하면
어떤 문제가 생기나?

석회성 힘줄염의 대부분은 자연치유가 되는 질환이다. 병은 일반적으로 형성기, 안정기, 흡수기의 세 단계를 거치게 된다. 즉, 힘줄에 침착된 석회는 흡수기를 거쳐 사라지게 되고 그 자리에는 새 힘줄이 다시 자라난다.

그러나 앞서 말했듯이 적절한 시기에 치료받지 않으면 통증과 운동 제한이라는 후유증이 남을 수도 있기 때문에 초기에 치료받는 것이 안전하다. 한편, 석회성 힘줄염이 오래되면 드물게 어깨뼈(상완골)가 녹아내리기도 한다. 조기 치료가 중요한 이유다.

석회성 힘줄염 예방법

평소에 바른 자세를 유지하는 것이 좋다. 서 있거나 앉아 있을 때 구부정한 자세를 하게 되면 등이 굽고 어깨가 앞으로 굽는 둥근 어깨(round shoulder)가 된다. 그러면 어깨 힘줄이 압박을 받게 되어 혈액순환이 안 좋아진다.

또 혈관을 통해서 이동하는 영양분과 산소 공급에 차질이 생긴다. 어깨 힘줄에 저산소증이 온다. 이것이 바로 힘줄의 퇴행성 변화와 석회성 힘줄염의 원인 중 하나다.

따라서 틈틈이 스트레칭을 하고 적당한 강도의 운동을 꾸준히 하면 석회성 힘줄염을 예방할 수 있다. 그리고 앞서 얘기한 대로 흡연자와 비만자도 위험군이므로 금연과 적정체중을 유지하는 것이 예방책이다.

오십견과 석회성 힘줄염의 공통점과 차이점은?

공통점은 50대에 많이 발생하고, 통증과 운동범위 제한이 있다. 대부분 자연치유가 되는 질환이지만 초기에 적극적인 치료를 해야 덜 고생하고 더 빨리 나을 수 있으며, 합병증 또한 예방할 수 있는 점이 유사한 점이다.

차이점은, 오십견은 어깨 주위 비교적 넓은 부위의 통증과 관절 운동의 제한이 극명하게 나타난다. 석회성 힘줄염도 초창기인 석회 형성기에 관절 운동의 제한이 일부 나타날 수 있어 증상과 진찰만으로는 정확한 구분이 힘든 경우도 있다. 그러나 석회성 힘줄염은 엑스레이 검사나 초음파 검사에서 특징적인 석회덩어리를 볼 수 있는 반면, 오십견의 경우 엑스레이는 대개 정상 소견이라는 차이점이 있다.

사람들은 흔히 오십견과 석회성 힘줄염은 시간이 지나면 자연치유된다고 생각하여 치료를 등한시하는 경향이 있는데 매우 위험한 발상이다. 저절로 낫는다 해도 낫기까지의 시간 동안 아픈 것을 참는 것도 보통 일이 아니다.

중요한 것은 석회성 힘줄염을 조기에 치료하여 나중에 어깨 관절의 통증이나 운동범위 장애와 같은 후유증이 남지 않게 해야 한다. 정확한 진단과 그에 맞게 조기 치료를 해야 하는 이유다.

어깨 충돌증후군(견봉하 점액낭염)
– 어깨 통증의 불씨

    어깨 통증을 일으키는 질환들로는 오십견(동결견), 석회성 힘줄염, 어깨 충돌증후군, 윤활주머니 염증, 회전근개 파열, SLAP(상부 관절와순 전후방 파열), 견쇄 관절염, 어깨 관절염, 근막통증증후군 등 여러 가지가 있다. 그중에서 오십견 다음으로 흔한 것이 어깨 충돌증후군과 회전근개 파열과 같은 회전근개 질환일 것이다.

    급속한 고령화 사회에 접어들면서 노인 인구가 급증하였고, 젊은이들은 평범한 레저 스포츠뿐 아니라 익스트림 스포츠와 같이 어깨에 무리가 가는 운동을 즐기는 사람들이 늘어나고 있다. 이러한 여건으로 어깨 통증 환자는 급증하는 추세다.

    건강보험심사평가원의 통계에 따르면, 회전근개증후군으로 진료받은 환자가 2012년에 466,352명이었는데 4년 후인 2016년에는 646,833명으로 무려 38.7% 증가하였다. 아마도 해마다 더 늘어날 것으로 예측하고 있다.

회전근개 손상에 대한 자료에 따르면, 학자 마이어(Meyer)가 1932년에 견봉뼈 아래에 있는 회전근개 힘줄 손상에 대해 처음 언급하였다. 그러나 본격적인 진단과 치료는 1972년 학자 니어(Neer)가 '니어 충돌 테스트'와 같은 진찰 소견을 발표하면서 시작되었다. 회전근개 힘줄에 관한 진단과 치료가 불과 40여 년 정도 짧은 역사에도 많은 발전이 있었고, 지금도 발전하고 있다.

사회인 야구팀에서 투수를 맡고 있는 직장인 이모 씨(남, 30세)는 무리한 투구로 인해 발생한 회전근개 힘줄염(어깨 충돌증후군의 한 종류)으로 필자에게 치료를 받고 있다. 프로선수가 아님에도 불구하고 아픔을 참아가면서 주말마다 야구를 한다. 부상투혼이다.

그는 매주 월요일에는 어김없이 아파서 치료를 받으러 오면서도 야구가 너무 재미있고 스트레스 해소에도 최고란다. 항상 주말이 기다려지고 한창 야구를 할 때는 아픈 걸 못 느낀다고 한다. 운동 중독이다. 팀에서 자기가 빠지면 "앙꼬 없는 찐빵"이라며 너스레를 떨곤 한다. 이에 필자가 병 주고 약 주는 것도 하루이틀이지, 이렇게 반복되면 나중에 어깨 힘줄 파열로 수술을 해야 할 수도 있으니

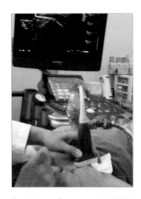

[그림 2.3.1] 조음파를 보면서 윤활주머니의 염증 부위에 주사치료를 하는 과정

조심하라고 조언해도 대수롭지 않게 생각하는 것 같았다. 그러던 어느 날, 아침에 일어나서 팔을 움직이기 힘들 정도로 아파서 어깨를 부여잡고 필자를 찾아왔다.

혹시나 해서 회전근개 힘줄을 초음파로 확인했더니 다행히도 힘줄의 파열은 없었고, 힘줄염은 지난 번 검사 때와 비슷한 정도였으나 극상건 힘줄(회전근개 힘줄 중 하나) 바로 위에 있는 윤활주머니가 새까맣게 부어 있는 전형적인 윤활주머니 염증이었다. 어깨 충돌증후군이 악화된 셈이다.

이에 필자는 소량의 스테로이드(무조건 나쁜 것이 아니라 필요 시 적절히 사용하면 안전하고 치료효과도 좋음)를 주사하니 염증이 가라앉으면서 아픈 어깨가 한결 가벼워졌다고 했다.

이렇게 어깨 충돌증후군 초기에는 통증이 심하지 않아서 가볍게 여기는 경우, 회전근개 힘줄 파열과 같이 수술을 받아야 하는 심각한 상황으로 악화될 가능성이 많다. 이씨의 경우에 [그림 1.6]과 같은 형태의 윤활주머니 염증 정도였으니 다행이지 힘줄이 파열되기라도 했으면 큰일 날 뻔했다.

이렇게 곤욕을 치른 이씨는 필자의 조언에 따라 다 나을 때까지 야구를 쉬면서 재활운동 치료

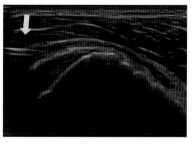

[그림 2.3.2] 염증과 부기가 있는 윤활주머니에 주사하는 중(노란색 화살표)

를 열심히 한 결과, 지금은 다시 사회인 야구를 건강하게 즐길 수 있게
되었다.

어깨 충돌증후군이란?

어깨 충돌증후군은 팔을 들어올릴
때 지붕 역할을 하는 견봉뼈와 극상근
힘줄이 서로 충돌하며 발생하는 어깨
통증증후군(증상들의 집합체)이다. 가
만히 있으면 덜 아프거나 안 아플 수
도 있다.

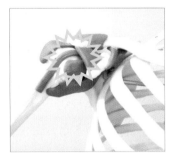

[그림 2.3.3] 회전근개 힘줄과 견봉이
부딪히는 상황

어깨 충돌증후군이 발생할 수 있는
질환으로는, 초기에는 회전근개 힘줄염, 어깨 윤활주머니 염증 등이 있
을 수 있고, 심한 경우에는 회전근개 힘줄의 부분 파열 또는 완전 파열
등이 있다. 어깨가 아플 때 위와 같은 질환이 하나만 있을 수도 있지만 2
개 이상이 동시에 있을 수도 있다. 예를 들어 회전근개 힘줄염과 윤활주
머니 염증이 동시에 올 수도 있다.

이런 경우에는 회전근개 힘줄 바로 위에 있는 윤활주머니 염증을 제
거하는 치료를 먼저 하면 인접한 힘줄염의 증상도 가라앉는 편이다. 이
렇게 급한 불을 먼저 꺼놓은 상태에서 힘줄 재생치료(예 : 체외충격파 치

료, 프롤로 치료 등)와 재활운동 치료를 받으면 건강한 어깨로 거듭날 수 있다.

어깨 관절은 하루에 셀 수 없이 많이 움직인다. 아침에 일어나 기지개를 켜고, 샤워하고, 옷 입고, 식사하는 등의 일상생활 동작만 해도 무리가 올 수 있다. 거기다가 무리한 운동이라도 하게 되면 혹사당한 어깨는 부상 위험이 높다. 그리고 가랑비에 옷 젖듯이 서서히 닳아 간다. 그래서 오십견이라는 말이 있듯이 나이 50쯤 되면 어깨도 문제가 생기기 시작한다.

어깨 충돌증후군은 주로 20대 이후부터 발생하기 시작하고, 점차 늘어나서 60대의 50%, 80대의 80%가 앓고 있는 질환이다. 특히 요즘은 레저 스포츠 활동이 늘어나고 과격하거나 무리한 운동을 하기 때문에 젊은 층의 환자들도 늘고 있는 추세다. 남녀노소할 것 없이 운동 열풍의 부작용인 셈이다.

운동하다가 어깨를 삐끗했다면, 우선 아픈 동작을 피하면서 쉬어야 한다. 다친 순간부터 2~3일까지는 냉찜질이 도움된다.

체육대회와 같이 갑자기 어깨를 많이 쓰거나, 벤치 프레스를 처음 시작하게 되면 그 다음날 아침부터 근육이 뭉쳐서 아픈 경우가 있는데, 이는 대부분이 지연성 근육통(delayed onset muscle soreness)일 가능성이 높다. 이러한 경우라면 며칠 푹 쉬고 나면 회복된다. 뜨거운 물에 몸을 담그고 쉬기만 하면 된다.

그런데 어떤 환자의 경우에는 스포츠 마사지숍에서 어떤 마사지를 받

있는지는 모르나 멍이 들어 있고, 오히려 더 아팠다면서 어깨에 붙이고 뿌리는 파스로 도배하고 각종 로션과 마사지 오일로 코팅한 채 필자를 찾아오는 경우도 종종 있다. '얼마나 아팠으면 그랬을까?' 하는 공감도 되지만, 안타까운 일이다. 며칠 쉬어보고 차도가 없으면 어깨 전문의에게 정확한 진단을 받는 것이 우선이다.

어깨 전문의의 세심한 진찰과 진단에 따른 치료를 받고 주의사항을 잘 지키면 대부분 잘 회복될 수 있다. 아픈 어깨를 단순 근육통이라고 여기고 시간이 지나면 좋아질 거라고 얕보다가 치료시기를 놓쳐서 회전근개 힘줄이 파열되기라도 한다면, 수술을 피할 수 없는 낭패를 볼 수 있기 때문에 초기에 정확한 진단과 적극적인 치료가 매우 중요하다.

따라서 우리 몸이 아플 때 보내는 통증이라는 경고를 무시하지 말고 귀 기울여보자. 어깨 회전근개 파열과 같은 심각한 질환의 불씨인 어깨 충돌증후군을 초반에 잘 다스리자.

손을 앞으로 들거나 옆으로 들어서 손이 머리보다 위로 올라가게 되면 회전근개 힘줄이 견봉이라는 어깨뼈 바로 아래쪽을 통과하게 된다. 정상 어깨라면 이 과정이 매끄럽게 되는 반면, 힘줄염이 있거나 윤활주머니에 염증이 있으면 힘줄과 견봉이 부딪히면서 통증을 일으킨다. 그래서 손을 머리 위로 들고 일하는 사람에게 많이 발생한다.

해결방법은 가능한 한 높이 올라선 다음 팔을 머리보다 낮게 해서 작업하는 것이다. 뿐만 아니라 수영, 배드민턴, 테니스, 야구와 같은 구기종목이나 과격한 스포츠를 할 때는 어깨 관절에 과부하가 걸려 문제가 생길 수 있으니 주의해야 한다.

특히 중년 이상의 아저씨들이 야구할 때 "왕년에 내가 말이야……" 하면서 무리하게 변화구를 던지는 경우가 있는데 주의해야 한다. 가끔 그런 환자들이 "어제 커브볼 몇 개밖에 안 던졌는데, 어깨가 너무 아파요"라고 하면서 필자를 찾아온다. 나이가 들면 어깨 관절에 퇴행성 변화가 오게 되는데, 이때 변화구를 던지게 되면 회전근개 힘줄과 관절와순까지 손상될 위험이 있기 때문이다.

어깨 충돌증후군은 회전근개 힘줄 파열, 점액낭염, 오십견과 같은 어깨 질환들의 초기 단계인 경우가 많다. 그래서 다음과 같은 증상이 있다면 어깨 질환의 불씨격인 어깨 충돌증후군을 의심해 볼 수 있으니 참고하길 바란다.

어깨 충돌증후군이 의심되는 상황

- 어깨를 움직일 때 아프면서 딱딱거리거나 스치면서 걸리는 소리가 난다.
- 가만히 있을 땐 괜찮은데 팔을 머리 위로 들면 아프다.
- 옷을 입거나 벗을 때 아프다.
- 차 앞좌석에 앉아서 대각선 뒷좌석으로 손을 뻗을 때 아프다.

어깨 충돌증후군은 왜 생길까?

　어깨 충돌증후군이 계속되면 회전근개 힘줄염이 생길 수 있고, 더 악화되면 회전근개 힘줄 파열이 될 수도 있다. 정확한 원인을 알아서 적절한 대책 마련이 필요하다.

　1997년 학자 소슬로프스키(Soslowsky)는 어깨 충돌증후군의 원인은 매우 다양하다고 했는데, 크게 2가지 원인이 있다. 내적 요인과 외적 요인이다.

❶ 내적 요인

　회전근개 힘줄 자체의 퇴행성 변화로 망가진 뒤 완전히 회복하지 못하고 있는 것.

❷ 외적 요인

　회전근개 힘줄을 덮고 있는 견봉뼈의 모양이다. 견봉의 모양에 따라 견봉뼈에 어깨 힘줄이 마찰되어 힘줄이 손상을 받게 되는 것.

　지금은 위의 2가지 주장이 팽팽하게 맞서고 있다. 어깨 아픈 환자에게는 내적 요인이나 외적 요인 중 하나만 있을 수도 있지만, 둘 다 한꺼번에 있는 경우도 있으므로 세밀한 분석을 통해 어느 요인이 더 문제가 되는지를 알아서 그에 맞는 치료를 받으면 된다.

1986년에 저명한 학자인 비글리아니(Bigliani)가 견봉뼈의 모양에 따라 다음과 같이 1형, 2형, 3형의 3가지 형태로 분류하였다. 어깨 아픈 환자의 엑스레이 사진을 찍어보면 견봉의 모양을 다음과 같이 크게 3가지 형태로 나눌 수 있다.

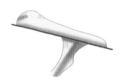

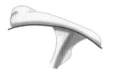
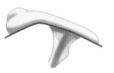

1형 : 평평한 견봉   2형 : 둥근 견봉   3형 : 갈고리 모양 견봉

외적 요인을 주장하는 어깨 관절 학자인 니어(Neer)는 회전근개 힘줄 손상이 견봉의 모양과 견봉 아래 공간과 관계가 있다고 주장하였다. 견봉 모양이 앞의 그림에서 3형인 갈고리 모양이면, 그 아래를 지나는 회전근개 힘줄이 매끄럽게 움직이지 못하고 마찰을 일으켜서 망가진다는 얘기다.

그래서 예전에는 어깨 힘줄염 또는 힘줄 손상이 있는 환자에게 갈고리 모양의 견봉이 있으면, 힘줄의 손상을 방지하기 위해 견봉을 다듬는 견봉 성형술로 치료하기도 했다.

요즘은 내외적 요인 모두를 통합하여 주사치료, 약물치료, 수술치료와 재활운동 치료까지 세트로 마련되어 있는 프로그램에 따라 치료하는 추세다.

이렇듯 의학에도 유행(트렌드)이 있다. 의학이 발전함에 따라 과거에 당연시되던 것도 어느 순간 없어지기도 한다. 반대로 없던 것이 생겨나기도 한다. 매우 역동적이다.

필자는 마음이 느슨해질 때면 새로운 논문을 찾아서 읽어보곤 하는데, 가끔은 치료경과가 안 좋은 환자에게 도움이 될 만한 꿀팁을 얻을 때가 있다. 그래서 환자와 끊임없이 소통하면서 꾸준히 논문을 읽고, 때로는 그동안 연구한 것을 발표하는 것이 필자 삶의 일부가 되었다.

"환자는 위대한 스승"이라는 말이 있듯이 환자를 통해서 많이 배웠고, 지금도 배우고 있다. 감사하는 마음이 절로 생긴다.

1972년에 학자 니어는 어깨 충돌증후군을 정도에 따라 다음과 같이 3단계로 나누었다. 젊다고 방심하지 말고 유비무환의 자세로 대비하자. 건강할 때 건강을 지키자.

- 1단계 : 젊은 층에 많다. 어깨를 무리하게 쓰면 견봉하 점액낭이 붓고 출혈이 생기는데, 약물치료와 쉬면 좋아지는 단계.
- 2단계 : 1단계에서 해결되지 않으면 30대가 되어 회전근개 힘줄염이 된다. 쉬면서 주사치료가 필요한 단계.
- 3단계 : 40대 이후에 많다. 회전근개 파열과 운동장애로 수술이 필요한 단계.

어깨 충돌증후군인지 어떻게 알 수 있나?

의사의 진찰

매우 중요한 첫 단계로, 이후에 할 검사와 치료방법을 결정한다.

환자와 의사가 충분히 소통(다친 이후로 아픈지, 다치지 않고 서서히 아프기 시작했는지 등)한 다음, 환자의 팔을 들어올릴 때 특정 범위 각도에서만 아프다(예를 들어, 팔을 옆으로 들어올릴 때 60~100도 사이에서만 아프고, 나머지 각도에서는 통증이 없다)고 하는 경우에는 어깨 충돌증후군이 유력하다.

어깨 충돌증후군을 진단하는 진찰법

① 니어 충돌 검사

니어 충돌 검사(Neer impingement test)는 예를 들어 오른쪽 어깨를 검사한다고 하면, 환자는 엄지손가락을 아래로 향하게 한다. 의사는 왼손으로 환자의 어깨를 고정한 다음 오른손으로 환자의 손목 아래를 잡고 앞쪽으로 90도 들어올린다.

이때 어깨 통증이 있으면 니어 충돌 검사 양성이라고 한다. 팔을 들 때 회전근개 힘줄이 견봉뼈와 충돌하면서 발생하는 통증이 있다는 뜻이다. 어깨 충돌증후군으로 진단할 수 있다.

② 호킨스 검사

호킨스 검사(Hawkins test)는 예를 들어 오른쪽 어깨를 검사한다고 하면, 환자는 서 있고 의사도 그 옆에 선다. 의사는 왼손으로 환자의 어깨를 고정한 다음 오른손으로 환자의 손목을 잡고 앞쪽으로 90도 들어올린다. 그리고 팔꿈치를 직각으로 구부린 다음 팔을 안쪽으로 돌린다.

이때 어깨 통증이 있으면 호킨스 검사 양성이라고 한다. 의미는 니어 충돌 검사와 마찬가지로 회전근개 힘줄이 견봉에 부딪는 어깨 충돌증후군으로 진단한다.

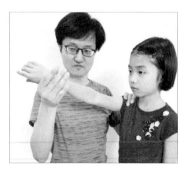 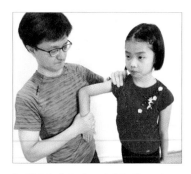

[그림 2.3.4] 니어 충돌 검사를 하는 모습   [그림 2.3.5] 호킨스 검사를 하는 모습

각종 검사법

어깨 충돌증후군이 의심되는 환자는 어깨 전문의와 충분한 의사소통을 하고, 어깨 진찰을 한 다음 기본적인 엑스레이 검사를 비롯한 필요한 검사를 한다.

① 엑스레이 검사

어깨 진찰을 마친 후 처음 하는 검사다. 임산부와 같이 엑스레이 검사를 하면 안 되는 상황이라면 의료진이 챙기겠지만, 환자도 같이 챙기는 것이 좋겠다. 이 검사를 통해서 골절이나 뼈 조각은 물론이고, 석회가 힘줄에 끼어 있는 석회성 힘줄염, 어깨 관절의 퇴행성 변화로 발생한 어깨 관절염, 어깨 충돌증후군과 관계가 있는 견봉뼈의 모양과 이상 유무를 알 수 있다.

이 검사는 척추와 관절 질환에서 가장 많이 하는 기본적인 검사다. 비용도 저렴하다. 그러나 힘줄과 윤활주머니와 같이 실제로 염증이 생기는 부위를 볼 수 없는 것이 단점이다.

② 초음파 검사

통증이 없고 안전하며, 양측을 비교하기 쉽고 동적 검사(팔을 움직여 가며 하는 검사. 가만히 있으면서 하는 다른 검사와의 차이점)가 가능하다. 또한

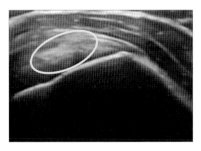 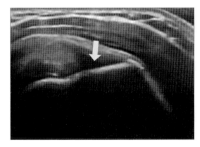

[그림 2.3.6] 극상근 힘줄의 정상 초음파 소견. 정상 힘줄이 전반적으로 하얗다(노란색 타원).

[그림 2.3.7] 극상근 힘줄이 파열(노란색 화살표)되어 시커멓게 보인다.

검사시간이 적게 걸리고 검사와 동시에 바로 결과를 알 수 있으며, MRI에 비해 상대적으로 저렴하다.

그러나 초음파는 뼈를 통과하지 못하므로 어깨 관절의 깊은 부분을 볼 수 없다는 것이 단점이다. 또한 경험이 풍부한 어깨 전문의가 해야 한다는 것이 단점이라면 단점일 수 있다.

③ MRI 검사

뼈, 힘줄, 윤활주머니까지 정확하게 진단할 수 있다. 그러나 시간과 비용이 많이 들고, 부정맥 치료를 위해 몸속에 심장박동기와 같이 금속물질이 있는 경우에는 검사할 수 없다. 왜냐하면 MRI는 강력한 자석이므로 심장박동기와 같은 금속물질이 다른 곳으로 이탈하면 매우 위험할 수 있기 때문이다.

④ 관절경 검사와 관절 조영술 검사

힘줄의 완전 파열을 알 수 있는 정확한 방법이다. 그러나 일종의 수술 또는 시술이기 때문에 검사하는데 시간, 비용, 통증이 꽤 발생하고 감염과 같은 부작용이 있어서 꼭 필요한 경우에만 한다. 특히 조영술은 의사와 환자 모두 방사선에 노출되는 위험이 있어서 주의가 필요하다.

⑤ 견봉하 진단적 주사

검사를 하는데 주사를 맞으라고 하니 어이가 없을 수도 있다. 하지만 진단적 주사를 통해서 확정적 진단을 내릴 수도 있기 때문이다. 어깨 충돌증후군이 의심되는 환자에게서 견봉 아래 부분에 국소마취제를 소량 주사하여 통증이 사라지면 어깨 충돌증후군으로 진단할 수 있다.

어깨 충돌증후군 치료는 어떻게 하나?

어깨 충돌증후군과 같이 어깨가 아파서 움직이기 어렵다는 환자에 대한 재활의학적 치료 목표는 정확한 진단과 그에 맞는 적절한 재활치료 프로그램을 통해 아프기 전의 상태로 회복하는 것이다. 아프기 시작할 무렵에 조기 진단과 재활치료를 잘하면 수술해야 할 상황을 피할 수 있고 삶의 질을 높일 수 있다.

그럼 치료는 어떤 것이 있고 어떻게 이루어지는지 하나씩 알아보자.

❶ **보존적 치료**(비수술적 치료)
   (1) 쉬면서 냉찜질 : 무리하게 일하거나 운동한 후 어깨가 아플 때
       는 쉬면서 냉찜질을 하면 염증을 가라앉힐 수 있다. 아픈 어깨에
       휴가를 주는 셈이다. 이렇게 해서 며칠 지나면 어깨 결림과 같이
       가벼운 어깨 통증은 해결될 수 있다.
   (2) 약물치료 : 소염제, 진통제, 혈액순환을 좋게 하는 약이 도움될
       수 있다. 복용 전에 먹는 약이 있거나 부작용이 있었던 분은 반

드시 의료진에게 알려야 한다.

(3) 물리치료 : 핫팩, 초음파 치료는 아픈 어깨에 열을 가하여 치료하는 방법으로, 어깨의 움직임을 한결 부드럽게 해준다.

(4) 주사치료 : 스테로이드 주사, 연골주사, 프롤로 주사 등이 있다.

   ① 스테로이드 주사 : 강력한 소염작용으로 치료받으면 염증과 통증을 줄일 수 있다. 그러나 자주 맞으면 어깨 힘줄이 더욱 손상되어 파열이 올 수도 있고, 호르몬 계통에 문제가 생길 수 있다. 한편, 스테로이드 주사는 필요할 때 적절히 사용하면 도움이 될 수 있다. 스테로이드 주사는 무조건 해롭다고 필요할 때도 안 맞는 것 또한 편견이다. 밥은 우리가 살아가는데 꼭 필요하나 많이 먹으면 비만이 될 수 있듯이 필요한 만큼 먹어야 한다. 스테로이드도 마찬가지다. 안전한 사용을 위해 주치의와 긴밀히 상의하면 된다.

   ② 연골주사 : 스테로이드 주사와 달리 우리 몸의 연골 성분과 비슷한 히알루론산을 견봉 아래 윤활주머니에 주사를 하면 염증이 가라앉아 어깨의 움직임이 한결 부드러워진다.

   ③ 프롤로 주사 : 어깨 회전근개의 힘줄과 인대에 퇴행성 변화가 있거나 힘줄의 부분 파열이 있을 때, 15% 또는 25% 포도당 주사액을 대략 3주 간격으로 주사하여 힘줄과 인대를 재생시키는 방법이다.

(5) 체외충격파 치료 : 강력한 초음파 에너지인 충격파로 퇴행성 변

화로 해어진 힘줄이나 인대 조직을 재생하는 치료다.

❷ 수술적 치료

어깨 충돌증후군 초기에는 어깨 관절과 힘줄의 손상이 심하지 않으므로 어깨가 아프다 하더라도 쉬면서 약물치료, 물리치료를 받거나 재생치료인 프롤로 치료와 체외충격파 치료를 받으면 대부분 회복된다.

그러나 6개월 이상 치료해도 별다른 차도가 없다면 견봉뼈 아래의 힘줄이 매끄럽게 통과할 수 있도록 관절경으로 수술적 치료를 고려해 볼 수 있다.

❸ 재활운동 치료

재활치료의 한 종류다. 회전근개 근력이 약해져 있는 상황이라면 회전근개 근육뿐 아니라 견갑골에 연결된 근육의 근력도 강화해야 한다. 어깨 주변 근육까지도 튼튼히 해야 한다.

어깨 운동에는 맨손으로 하는 운동, 기구를 이용한 운동 등 여러 가지가 있으나, 처음에는 간단히 할 수 있는 가벼운 운동으로 시작하고 점차 중량 운동을 병행하는 것이 안전하다. 자세한 것은 'PART 3'에서 알기 쉽게 설명하겠다.

어깨 충돌증후군 예방은 어떻게 하나?

어깨 충돌증후군을 예방하기 위해서는 평소에 바른 자세(바르게 앉고 바르게 서며 바르게 걷는다)와 바른 호흡법을 유지하고, 자기 신체에 맞는 운동을 꾸준히 하는 것이 좋다. 이왕이면 담당 주치의와 상의하여 운동 처방을 받아서 하자.

새로운 종목의 운동을 할 때는 주의해야 한다. 평소에 반복적으로 무리해서, 미세하게 상처가 있던 어깨 관절이나 힘줄, 인대가 갑작스런 운동으로 인해 찢어지는 등 다치기 쉽기 때문이다.

새해가 되거나 봄이 되어 운동을 새로 시작하는 경우, 제자리 걷기와 같은 간단한 체조로 워밍업을 한 후 관절을 스트레칭한다. 스트레칭을 먼저 하는 것이 아니다. 그리고 러닝머신이나 근력 운동과 같은 본 운동을 하고 나면 정리 운동으로 마무리한다. 이러한 방식으로 운동하면 안전한 운동의 한 사이클이 완성된다.

어깨 충돌증후군에는 회전근개 힘줄염, 어깨 윤활주머니 염증과 같은 질환이 있는데, 초기에 적극적으로 치료하면 잘 낫는다. 그러나 바쁘고 시간이 없어서 미루게 되면 회전근개 힘줄 파열로 진행되어 수술을 받아야 할 수도 있다.

따라서 평소에 무리하지 말고, 또는 어쩔 수 없이 무리하게 되어 아프면 초기 며칠은 쉬면서 냉찜질을 하고, 그 이후에는 온찜질이나 사우나를 하면 도움이 된다.

욕심내서 일하거나 나쁜 자세로 오랜 시간 있다 보면 생길 수 있는 어깨 충돌증후군이라는 통증의 불씨를 초기에 진압하라. 예방할 수 있으면 더 좋고.

회전근개 파열
– 가래로 막지 말고 호미로 막자

어깨가 아파서 필자를 찾아온 환자들의 대부분은 "제 증상이 오십견 맞나요?"라고 묻는다. 너무 아프다고 하니 주변에서 필자에게 한 번 가보라고 하여 왔다면서. 그러면 필자는 점쟁이가 아니니 진찰과 검사를 해서 오십견인지 아닌지, 아니면 무엇인지 찾아보자고 한다.

이처럼 우리는 요즘 주위 사람들의 분분한 의견들, TV, 라디오, 인터넷, 각종 광고를 비롯한 각종 언론매체에서 넘쳐나는 정보의 홍수 속에서 산다. 참고는 할 수 있지만 지레짐작은 금물이다.

며칠 전에 만난 환자는 주머니에서 꼬깃꼬깃한 신문지를 꺼내서 '돌아누울 때 아프다'라는 문구에 밑줄 친 것을 보여주며 "이 증상이 나랑 똑같다"면서 매우 진지하게 말씀하셨다. '얼마나 아프고 힘들었으면 그랬을까?'라는 생각에 안타까움과 더불어 얼른 해결해 드려야겠다는 생각이 불끈 솟았다.

학원 강사 김모 씨(남, 50세)는 6개월 전부터 어깨가 아파서 잠을 설치고 있다며 필자를 찾아왔다. 때로는 학원 강의 때 칠판에 글씨 쓰기가 부담스럽다고 했다. 그는 배드민턴 동호회의 핵심 멤버다. 강의가 적은 비수기나 쉬는 날에는 회원들과 연습과 게임을 하느라 여념이 없다. 누가 봐도 배드민턴 마니아다.

김씨는 지인의 권유로 배드민턴을 시작했다. 운동을 하면서 살도 빼고 사람들과 어울리면서 내성적 성격이 외향적으로 바뀌었으며, 스트레스도 풀리면서 배드민턴의 매력에 푹 빠졌다.

그러던 어느 날, 경기 도중 스매싱을 한 후부터 어깨가 아프기 시작했다. 근육통으로 생각하고 좀 지나면 괜찮아질 거라고 여기며, 어깨에 파스를 뿌리고, 바르고, 붙였다. 또 사우나에서 찜질하고 마사지도 받으면서 나름 집중적으로 아픈 어깨를 달랬다.

그런데 어깨 통증은 가라앉지 않았다. 그럼에도 불구하고 김씨는 운동할 때는 별로 아프지 않다고 하면서 배드민턴을 계속했다. 이쯤 되면 중독에 가깝다. 급기야 밤에 아파서 잠을 설치게 되면서 필자를 찾았다. 회전근개 파열로 진단되었다.

다행히도 김씨는 부분 파열로 수술할 정도는 아니었다. 주사치료, 약물치료, 체외충격파 치료, 재활운동 치료를 받고 지금은 많이 나아진 상태다. 김씨는 어깨 통증으로 곤욕을 치렀던 터라 요즘은 회전근개를 강화하는 재활훈련과 가벼운 배드민턴 랠리를 병행하고 있다. 마치 국가대표가 스포츠에 복귀하듯이 스포츠 과학을 이용하여 체계적인 재활훈련을 받고 있다.

만약 김씨가 어깨 통증 초기에 정확한 진단을 받고 치료를 받았더라면 훨씬 덜 고생하고 스포츠 복귀도 매우 빨랐을 것이다. 조기 진단, 조기 치료, 조기 재활이 중요한 대목이다. 어깨가 아플 때는 2주 정도 푹 쉬어보고, 그래도 아프다면 지체 없이 어깨 전문의에게 정확한 진단을 받는 것이 필요하다.

회전근개 근육과 힘줄이 망가지면 어깨가 아프고 움직이기 힘들어진다. 일상생활에도 막대한 지장이 있다. 회전근개 손상으로 고생하는 사람들은 전체 인구에서 적게는 5%, 많게는 40% 정도로 매우 흔한 질환이다.

중년을 넘어선 나이에 어깨가 아프면 오십견일 수도 있지만 아닐 수도 있다. 단순한 오십견이리면 어깨 스트레칭하면서 시간이 지나면 상당수 좋아질 수도 있지만, 회전근개 파열과 같이 어깨 힘줄이 끊어져서 어깨가 아프다면 시간이 지난다고 저절로 낫지 않는 경우가 대부분이다. 시기를 놓치면 끊어진 힘줄을 봉합하는 수술을 하거나 봉합마저 불가능한 경우에는 인공관절을 끼워야 하므로 매우 주의해야 한다. 단순히 겁주는 것이 아니다.

고령화 사회가 되면서 운동으로 건강관리를 해야겠다는 사람들, 취미나 여가로 운동을 즐기는 사람들, 익스트림 스포츠를 즐기는 젊은 층이 늘어남에 따라 척추와 관절의 부상자가 속출하고 있다. 김씨처럼 어깨가 아파서 고생하는 사람들이 해마다 부쩍 늘고 있다.

건강보험심사평가원 자료에 따르면, 어깨 통증으로 진료받은 환자가 2010년 약 171만 명이었는데 2014년에는 205만 명 가량이었다. 4년만에 19.9%가 늘어난 수치다. 특히 40대 이후 중장년이 되면 어깨 관절이 퇴화되고 약해져서 어깨 근육, 힘줄, 인대에 문제가 생기기 시작한다. 이 시기에 다치기라도 한다면 회복도 더딘 만큼 주의가 필요하다. 더불어 안전한 운동에 대한 관리가 필요한 시점이다.

회전근개란 무엇인가?

회전근개라는 말이 낯설어 들어도 무슨 말인지 알기 어려울 것이다. 회전근개는 어깨뼈와 팔뼈를 연결하는 어깨 관절을 둘러싸고 있는 4개의 힘줄(극상근, 극하근, 소원근, 견갑하근)로 구성되어 있다.

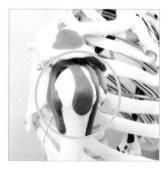

[그림 2.4.1] 정상적인 회전근개 힘줄(노란색 동그라미 안에 있는 갈색의 네 갈래 힘줄)

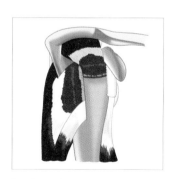

[그림 2.4.2] 회전근개 파열

회전근개가 하는 일은 팔을 앞, 뒤, 양옆으로 들어올리거나 움직일 수 있게 하고, 이 과정에서 팔이 빠지지 않고 매끄럽게 움직이도록 해준다. 어깨 관절과 날갯죽지뼈의 안정성에 매우 중요한 역할을 한다. 그래서 회전근개의 근육이나 힘줄이 망가지면 어깨가 아프고 안정성에 문제가 생겨서 부드럽게 움직이기 힘들어지는 이유다.

회전근개 파열이란?

회전근개 파열은 회전근개의 근육과 힘줄이 사고와 같은 외상에 의해 끊어지거나, 나이 들면서 어깨 힘줄과 근육이 퇴화되어 염증이 발생하여 가랑비에 옷 젖듯이 서서히 힘줄이 끊어지는 것이다. 물론 중장년층은 힘줄의 퇴행성 변화로 힘줄이 약해져 있는 경우가 많으므로 넘어지면서 손을 짚게 되면 퇴화된 힘줄이 갑자기 끊어지는 경우도 있다. 퇴화한 힘줄에 외상까지 겹쳐서 파열되는데 생각보다 이런 경우가 많다.

이때 환자들은 그리 심하게 넘어진 것도 아닌데 팔이 안 올라간다고 필자를 찾아오곤 한다. 진찰을 해보면, 아파서 팔을 들어올리기 힘들어한다. 기본적으로 확인하는 엑스레이 검사는 이상이 없는 경우가 대부분이다. 그러나 초음파 검사에서는 대부분 힘줄 손상을 확인할 수 있다.

이렇게 회전근개 힘줄이 망가지면, 어깨 관절을 단단하게 잡아주지 못하기 때문에 팔을 들거나 돌릴 때 헐렁한 느낌이나 약간 덜컥거리는 느낌이 들 수도 있다. 여기에다 통증까지 더해져 움직이기 어려워진다. 한마디로 어깨가 아프고 힘이 안 들어가서 일상생활이 힘들며 삶의 질이 떨어진다.

따라서 어깨가 아플 때 통증을 가라앉히는 주사만 맞는 것이 능사가 아니라 신속하고도 정확한 진단이 우선임을 기억하자.

회전근개 파열은 어떻게 아플까?

회전근개 파열이 의심되는 증상

① 팔을 들거나 뻗을 때 소리도 나고 찌릿찌릿하기도 하며 힘이 없다.
② 팔에 힘이 없어서 물건을 잘 놓친다.
③ 뒷목, 등, 팔꿈치가 아프다(어깨 주변 근육을 많이 쓴다).
④ 밤에 아파서 잠을 설친다.

어깨 힘줄에 염증이 생기거나 파열이 되면 아파서 밤잠을 설치고, 머리 빗기와 말리기 등의 일상생활에서도 아파서 힘이 안 들어간다. 이를 단순히 오십견으로 생각하고 가볍게 여기면 큰코다칠 수 있다.

오십견과 회전근개 파열은 어깨가 굳으면서 움직이기 힘들고 밤에 어깨가 아파서 잠을 설치며, 일상생활에 지장이 있는 등 증상이 비슷하여 구별하기 어렵다. 그래서 대수롭지 않게 여기다가 치료시기를 놓쳐서 수술까지 해야 하는 안타까운 경우가 있다. 그래도 몇 가지 구별법이 있으니 잘 참고하면 가래로 막을 일을 호미로 막을 수 있다.

증상으로 오십견과 회전근개 파열 구별하는 법

- 오십견 : 어깨 관절이 굳어 있기에 어떤 방향으로 팔을 움직여도 아프다. 힘은 있지만 아파서 못 움직인다. 혼자 팔을 움직여도 아프고, 본의 아니게 팔이 꺾이기라도 하면 어깨 전체가 찡~ 하고 아프다. 한 번 아프면 수초간 팔을 부여잡고 있을 정도로 아프기 때문에 필자도 진찰할 때 매우 조심한다.

- 회전근개 파열 : 힘이 없고 아파서 혼자 팔을 잘 못 움직인다. 혼자서 팔을 들기는 어려워도 남이 들어주면 머리 위까지 팔이 올라간다. 그러나 머리 위로 올려준 팔을 든 채로 유지하기 힘들어 툭! 하고 떨어진다.

회전근개 파열은 왜 생기나?

누구나 나이가 들면 힘줄의 퇴행성 변화가 진행된다. 힘줄은 혈액순환이 잘 되지 않아서 한 번 다치거나 퇴화가 되면 회복이 느린 편이다.

한편, 앞에서 실명한 어깨 충돌증후군(팔뼈와 견봉이라는 어깨뼈 사이를 지나는 힘줄이 반복적인 마찰과 자극에 의해서 망가지면서 통증이 발생하는 증상들의 집합체)이 있으면 파열의 위험이 높다. 그리고 교통사고와 같이 어깨를 다치면서 파열되는 경우 등이 있다.

따라서 다치지 않도록 주의하고 일상생활에서 무리하게 일을 하지 않으며, 항상 바른 자세를 유지해서 어깨 관절과 힘줄에 부담을 덜어주는 것이 중요하다.

어깨 회전근개 파열은 회전근개 중 하나인 극상근 힘줄이 뼈에 붙기 1cm 정도 전 부위(취약 부위)에서 가장 많이 발생한다. 왜냐하면 이 부위는 상대적으로 피가 잘 통하지 않고, 팔을 들어올릴 때 극상근 힘줄이 팔뼈와 어깨뼈 사이에서 자주 부딪히면서 닳기 때문에 파열이 잘 된다.

연구에 따르면, 4개의 회전근개 힘줄 중 극상근 힘줄 파열이 95%로 대부분을 차지한다고 한다. 극상근은 팔을 옆으로 들어올리는 역할을 주로 하므로 이러한 동작을 할 때 무리하지 않도록 조심할 필요가 있다.

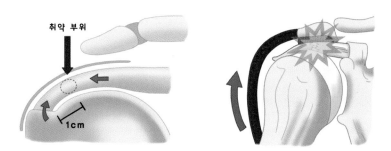

[그림 2.4.3] 왼쪽 그림 : 힘줄이 뼈에 붙기 1cm 전에 있는 부위가 가장 취약하다. 타원 점선 부위(취약 부위)
오른쪽 그림 : 팔을 옆으로 들어올릴 때 힘줄이 뼈와 충돌하여 힘줄이 손상될 수 있다.

회전근개 파열과 유사한 질환의 진단은 어떻게 하나?

❶ 회전근개 파열과 감별이 필요한 질환

(1) 넘어질 때 손을 짚었을 뿐인데 황당하게 어깨가 아플 때, 팔을 들기 힘들어 머리 감거나 화장하기 힘들 때, 팔을 옆으로 뻗어 물건을 들 때와 팔을 움직일 때 걸리는 소리가 나면 회전근개의 문제일 가능성이 높다. 회전근개 파열 초기에는 통증은 있지만 팔을 움직이는데 제한은 거의 없다. 만약 움직이는데 제한이 있으면 오십견, 윤활주머니 염증, 관절염 등의 가능성이 높다.

(2) 팔이 아프고 저리거나, 팔꿈치에서 손까지 뻗치는 통증과 저림이 있거나, 뒷목에서부터 날갯죽지를 지나 어깨 안쪽의 통증이라면 목 디스크, 경추 후관절증후군과 같은 경추 문제일 가능성이 높다.

(3) 팔을 들고 있거나 전화를 받을 때 손바닥, 손가락이 저리면 손목 터널증후군(carpal tunnel syndrome)일 가능성이 높다.

(4) 똑바로 섰을 때 양쪽 어깨 높이가 다르고, 팔을 들어올릴 때 날개뼈가 튀어나오면 척추측만증이 있거나 어깨와 목, 등의 신경, 근육, 관절에 문제가 있을 수도 있다.

❷ 진찰

회전근개 힘줄이 끊어졌다면 팔을 들어올릴 때 힘이 잘 안 들어갈 것이다. 팔을 들어올리려 할 때 아프고 힘이 없어서 팔을 들기 어렵다.

(1) 병원에서는 어떻게 진찰을 할까?

문진(환자와 어깨 전문의 간의 긴밀한 소통)을 통해 일하는 동안 팔을 많이 쓰는지, 어떤 근무 환경인지, 무거운 물건을 드는지, 머리 위로 손을 올려서 작업을 하는지 등 어깨 관절에 무리가 되는 동작을 하는지를 체크한다.

(2) 어깨 전문의가 환자의 어깨를 진찰한다

팔이 아파서 들기 힘들다면 어느 정도까지 가능한지, 특정 각도에서 아픈지, 근력 검사를 통해 힘이 없어서 못 움직이는지, 아파서 못 움직이는지, 팔이나 손 저림이 있는지, 내 살 같지 않은 이상한 감각이 있는지 등을 체크한다.

회전근개 파열을 진단하기 위한 대표적 진찰법 2가지를 소개하면 다음과 같다.

① 극상근 근력 테스트(Empty can test)(극상근이 회전근개 손상의 95%를 차지) : 환자에게 팔을 30도 옆으로 뻗어서 엄지를 아래로 향하게 한다. 검사자가 환자의 팔을 누르면서 버티라고 한다. 이때 환자의 어깨에 통증이 있거나 힘이 빠지면 회전근개 힘줄 중에서 극상근 힘줄의 문제를 의심할 수 있다. 일명 '빈 깡통 검사(Empty can test)'다.

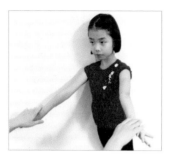

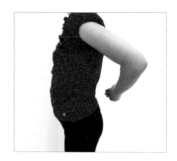

[그림 2.4.4] 극상근 근력 테스트를 하
는 모습

[그림 2.4.5] 견갑하근 근력 테스트를
하는 모습

② 견갑하근 근력 테스트(Lift off test) : 환자에게 손등을 허리에 붙이
　　게 한 다음 허리에서 손등을 떼는 동작(arrow)을 하라고 한다. 이때
　　손등을 못 떼면 견갑하근의 손상을 의심할 수 있다. 일명 '손등 떼
　　기 검사(Lift off test)'다.

　그 밖에도 여러 가지가 있지만 앞의 2가지 검사가 가장 흔하고 쉬우므
로 주위에 어깨 아픈 사람에게 한 번 해보길 바란다.

(3) 엑스레이 검사

　엑스레이 검사에서는 회전근개 파열 환자에게서 나타나는 어깨뼈의
위치가 위로 올라가 있는지, 뼈의 표면이 매끈하지 않고 울퉁불퉁한지를
확인해야 한다. 그러나 회전근개 파열로 뼈 모양에 변화가 있을 정도면
상당히 진행된 경우가 많으므로 조기 진단하기엔 무리다.

　한편, 엑스레이를 통해서 석회가 끼어 있는 등의 문제를 발견할 수도

있기 때문에 기본적으로 하는 검사다.

(4) 초음파 검사

초음파 검사는 검사받을 때 아프지 않고 환자도 검사받기 쉬우며 안전하여 임산부에게도 널리 사용되는 비용 대비 매우 효과적이다. 학자 셀처(Seltzer)는 1979년 어깨 관절에 대한 초음파 검사를 처음으로 시작하였는데, 최근 초음파 장비가 발전하여 해상도가 높아지면서 회전근개 파열의 진단에 기본적으로 사용하고 있다.

초음파 검사를 통해 어깨를 둘러싸고 있는 회전근개 힘줄을 관찰할 수 있다. 또한 회전근개 파열 진단에 90% 이상의 정확도가 있다. 부분 파열인지 완전 파열인지도 알 수 있다. 치료받는 도중이나 치료가 끝난 후에도 힘줄의 건강 상태를 쉽게 확인할 수 있는 장점이 있다.

단점으로는 회전근개 파열로 근육이 오그라든 정도, 어깨 연골(관절와순)의 손상, 어깨 주위의 물혹을 관찰하는 데는 초음파 검사가 MRI보다 못하다. 더불어 매우 숙련된 어깨 전문의가 직접 검사해야 정확하다는 것이 단점이라면 단점이다.

최근에는 지금까지 사용해오던 2차원 초음파의 단점을 보완하기 위해 3차원 초음파를 도입하였다. 마치 태아의 얼굴을 3차원으로 크게 찍을 수 있듯이. 3차원 초음파는 2차원 초음파에 비해 짧은 시간에 입체 영상을 볼 수 있고 정확도도 높으며, 초음파 검사자의 의존도를 줄일 수 있다. 그래서 회전근개 파열의 진단과 경과관찰에 도움이 되고 있다.

(5) 어깨 관절 조영술

어깨 관절에 조영제(엑스레이 검사에서 하얗게 나타남)를 주사한 후 엑스레이를 찍는다. 이 검사에서 조영제가 어깨 힘줄을 관통하여 삼각근 아래 윤활주머니까지 퍼져 있으면 회전근개 완전 파열로 진단하는 중요한 진단법이다.

그러나 주사를 맞아야 하기 때문에 아프고, 방사선에 노출되며, 투시 장비와 같은 설비가 있어야 하는 등 제약과 단점이 있다.

(6) MRI(자기공명영상) 검사

MRI 검사는 검사받을 때 초음파와 마찬가지로 아프지 않고, 회전근개 파열과 어깨 주위의 인대, 연골(관절와순), 혹(mass) 등과 같은 구조의 이상 소견도 밝혀낼 수 있는 검사다.

그러나 검사할 때 커다란 통 안에 들어가서 10여 분 정도 있어야 하기에 폐쇄공포증이 있는 환자는 검사하기가 힘들다. 또 회전근개 부분 파열과 크기가 작은 완전 파열을 명확히 구분하기 어렵다. 검사비가 비싼 것 또한 단점이다.

그 밖에 자기공명 관절 조영술은 MRI에서 구별이 어려운 작은 완전 파열까지도 밝혀낼 수 있는 장점이 있는 반면, 주사를 맞아야 하는 것과 MRI와 마찬가지로 비싼 것이 단점이다.

(7) 관절경 검사

관절 내시경은 어깨 관절 내부를 들여다 볼 수 있기에 MRI에서도 나타나지 않는 문제를 진단할 수 있고, 문제 해결을 위한 치료도 할 수 있는 진단 겸 치료 장비다. 어깨 상태를 정확히 알 수 있는 장점이 있는 반면, 일종의 수술이기 때문에 환자 입장에서는 겁나지만 필요할 때 사용하면 유용한 방법이다.

앞에서도 얘기했듯이 회전근개 파열은 4가지다. 파열의 초기 상태인 부분 파열(부분층 파열), 힘줄이 점점 더 찢어짐에 따라서 전층 파열, 완전 파열, 광범위 파열로 진행된다([그림 1.27] 참조).

회전근개 파열 진단에 90% 이상의 정확도가 있는 초음파와 MRI로 진단한 사례

(1) 부분 파열(Partial Thickness Tears)

회전근개 파열의 약 13~18%를 차지하며, 젊은 층에서 많이 발생한다. 거의 대부분 비수술적 치료를 한다.

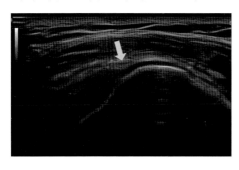

[그림 2.4.6] 회전근개 극상근 힘줄의 부분 파열로 힘줄이 아래쪽으로 약간 패여 있다(노란색 화살표).

(2) 전층 파열(Full Thickness Tear)

회전근개 파열의 폭이 5mm 이하는 소파열, 5mm 이상은 대파열이라고 한다. 다음 사진 중 왼쪽 초음파 사진은 극상근 전층 파열로 힘줄이 푹 꺼져 있다(노란색 화살표). 오른쪽 MRI 사진은 힘줄이 파열되어 하얗게(노란색 화살표 머리 부분) 보인다.

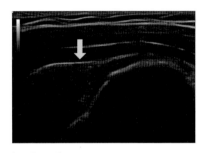 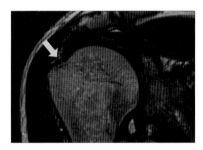

[그림 2.4.7] 극상근 전층 파열로 힘줄이 푹 꺼져 있다(노란색 화살표).

[그림 2.4.8] 힘줄이 전층 파열된 MRI 사진이다(노란색 화살표 머리 부분).

(3) 완전 파열(Complete Tear)

완전 파열은 힘줄의 일부가 위아래로 뚫린 것을 말한다. 마치 바지가 해어져서 구멍이 난 것이라고 보면 된다.

(4) 광범위 파열(Massive Tear)

극상근 힘줄이 붙는 뼈가 울퉁불퉁하고 힘줄이 거의 없으며, 그 위에 삼각근만 보인다([그림 2.4.9]).

바로 다음 사진인 정상 초음파 소견과 정상 MRI 소견과는 명확한 차이가 있으니 참고하길 바란다.

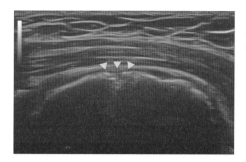

[그림 2.4.9] 회전근개 힘줄의 하나인 극상근 힘줄이 광범위 파열(노란색 화살표 머리들)된 초음파 사진이다.

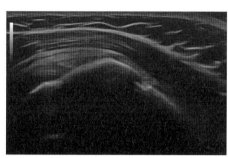

[그림 2.4.10] 정상 극상근 힘줄의 초음파 소견

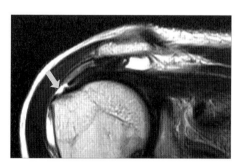

[그림 2.4.11] 힘줄이 찢어져 있는 MRI 사진(노란색 화살표)

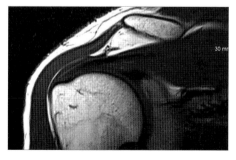

[그림 2.4.12] 정상 극상근 힘줄의 MRI 소견

어깨 통증, 정확히 알고 완치하자

149

회전근개 파열 치료는 어떻게 하나?

회전근개 파열은 부분 파열(부분층 파열), 전층 파열, 완전 파열, 광범위 파열로 나눌 수 있다. 여기서는 치료방법을 기준으로 부분 파열과 전층 파열로만 나누었다. 부분 파열 치료는 수술하지 않고 치료하는 경우가 대부분이고, 전층 파열, 완전 파열, 광범위 파열은 수술을 해야 하는 경우가 많다.

어깨 힘줄의 일부만 끊어진 부분 파열에는 약물치료, 물리치료, 주사치료, 체외충격파 치료, 재활운동 치료와 같은 포괄적 재활치료로 회복되는 경우가 대부분이다. 이때는 어깨에 무리가 덜 가는 행동환경요법, 재활운동의 치료강도, 지속시간, 구체적 훈련방법에 관한 모든 것을 재활의학과 전문의의 처방에 따르면 된다. 치료 중 통증이 있거나 하기 어려운 경우에는 주치의와 긴밀한 소통을 한다. 한마디로 개인 맞춤형 운동재활 치료가 필요하다.

행동환경요법이란 어깨 관절에 무리가 될 수 있는 환경을 어깨가 편한 환경으로 바꾸는 것이다. 예를 들어 높이 있는 물건은 아래에 내려놓고, 멀리 있는 물건을 잡을 때 팔을 뻗는 대신 가까이 다가가며, 머리 위로 손을 들어야 한다면 사다리나 의자에 최대한 높이 올라가서 손을 덜 올리는 방법이다.

어깨 힘줄이 전층 파열보다 심할 때는 수술을 해야 하는 경우가 대부분이다. 연구에 따르면, 회전근개 힘줄이 끊어지게 되면 1년에 약 4mm

씩 파열의 크기가 커진다고 한다. 이렇게 되면 끊어진 힘줄이 저절로 아무는 경우는 드물다. 이런 상황이면 파열된 부위를 꿰매서 원래대로 돌려놓는 수술을 해야 한다. 파열된 크기와 모양에 따라 수술방법도 달라진다.

파열된 크기가 작은 초기에는 관절 내시경으로 수술하여 거의 정상적으로 회복되는 등 결과가 좋다. 그러나 심하게 파열되고 오래 방치되어 근육이나 힘줄이 오그라들면 봉합수술이 어려워진다. 이렇게 단순 봉합이 어려운 상황에서는, 파열된 힘줄을 이중으로 봉합하는 '이중 봉합술'을 하면 결과가 좋을 수 있다. 그러나 힘줄이 상당히 퇴화되어 있기에 재파열되는 경우도 있을 수 있다.

한편, 힘줄 파열이 너무 커서 봉합하기 힘들 정도이거나, 재파열로 관절과 힘줄이 제기능을 할 수 없을 때는 인공관절을 고려해야 한다. 모든 병이 그렇듯이 초기에 다스려야 하는 이유다.

❶ 힘줄 파열의 재활치료

(1) 소염제 주사치료

어깨 관절이나 윤활주머니가 있는 견봉 아래에 주사한다. 통증과 염증을 가라앉히기 위해서 몇 차례 해볼 수는 있다. 그러나 그 이상 주사를 맞으면 오히려 힘줄을 퇴화시키기 때문에 주의가 필요하다.

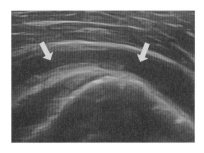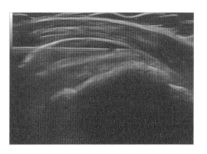

[그림 2.4.13] 윤활주머니가 염증으로 부어 있
다(노란색 화살표 머리 끝부분).

[그림 2.4.14] 윤활주머니에 소염제를 주사하
는 중(좌측에 하얀 바늘이 보인다)

(2) 프롤로 치료(15% 또는 25% 포도당액을 힘줄에 주사하는 재생치료법)

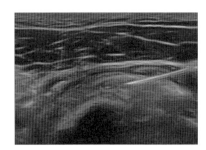

[그림 2.4.15] 극상근 힘줄에 프롤로 치료를 하
는 중(우측에서 들어오는 바늘이 보인다)

(3) 극상근 힘줄의 부분 파열에 프롤로 치료와 PDO라는 실을 삽입

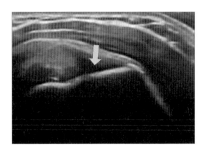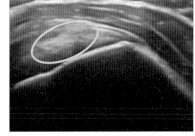

[그림 2.4.16] 극상근 힘줄 파열이 있다(노란
색 화살표).

[그림 2.4.17] 시술 1개월 후 정상 힘줄로 회
복된 모습. 힘줄이 전반적으로 하얗다(노란색
타원).

(4) 체외충격파 치료

회전근개 힘줄염의 퇴행성 변화 또는 부분 파열이 있는 경우에 강한 초음파인 충격파를 가해서 힘줄을 재생시키는 치료법이다([그림 2.1.24] 참조).

(5) 아프로티닌 주사

어깨 주변 힘줄은 다른 조직에 비해 혈액순환이 잘 되지 않아 먹는 약보다는 염증을 줄이는 소염제 주사를 많이 사용한다. 강력한 소염제인 스테로이드 주사의 효과는 좋으나, 당뇨 환자는 혈당이 올라갈 수 있고, 주사 맞는 곳에 감염이 될 수 있는 등의 부작용이 있어 한계가 있다. 그래서 스테로이드와 비슷한 효과가 있으면서 부작용이 적은 아프로티닌이라는 약물을 사용하기도 한다.

아프로티닌은 염증이 있을 때 부기와 통증을 줄여준다. 매력적인 약제다. 따라서 스테로이드 부작용이 우려되는 환자나 어깨 회전근개 힘줄염 환자에게 아프로티닌 주사를 고려해볼 수 있다.

❷ 수술은 어떤 사람이 받게 되나?

회전근개 파열로 6개월 동안 적극적으로 재활치료를 받아도 별 차도가 없는 경우, 사고로 어깨 힘줄 파열이 있는 경우, 운동선수와 같이 빨리 경기에 복귀해야 하는 경우, 전층 파열보다 심해서 재활치료로 회복될 가능성이 없는 경우에는 수술을 받아야 할 가능성이 높다. 앞에 나열한 해당 사항이 많을수록 수술 가능성이 높다.

물론 예외도 있다. 초음파 검사를 해서 힘줄 파열이 심하면 당장이라도 수술을 해야 할 것 같지만, 통증이 거의 없는 나이 지긋한 어르신이라면 재활운동 치료만으로도 효과적일 수 있다. 힘줄이 거의 남아 있지 않은 광범위 파열이지만, 통증이 거의 없는 경우에는 일상생활을 잘할 수 있도록 도움이 되는 재활치료만 하기도 한다.

❸ 수술 후 재활치료

수술은 끝이 아니라 치료의 시작이다. 재활운동 치료를 통해 제대로 마무리해야 한다. 수술받고 별 문제가 없으면 2주 정도 후에 실밥을 뽑게 되면서 피부의 상처는 회복된다.

그러나 수술 직후부터 6개월 정도까지는 재활의학과 전문의의 처방 계획에 따라 매우 체계적인 재활치료가 필요하다. 그렇지 않으면 수술은 잘 되었지만 정상으로 회복되기가 어려울 수 있기 때문이다.

수술 후 어깨가 아프다고 덜 움직여서 어깨 관절이 굳어 오십견이 생긴 환자와 수술 직후에 과격한 운동을 하는 바람에 봉합해 놓은 힘줄이 다시 파열된 환자를 보면서 안타까움을 금치 못했던 기억이 생생하다. 그래서 수술 후 재활운동 치료는 매우 중요하다. 재활운동 과정에서 환자와 주치의의 긴밀한 소통은 필수다.

회전근개 파열은 예방 가능한가?

남녀노소 불문하고 운동 열풍이다. 누구나 알다시피 운동은 질병의 관리, 예방 및 체력향상에 도움이 될 뿐 아니라, 복잡한 마음과 스트레스를 해소하는 데도 도움이 된다.

따라서 이왕 할 거면 안전하게 하자. 운동은 가벼운 체조로 몸을 풀기 시작하고 이어서 스트레칭으로 어깨 관절의 유연성을 늘린다. 그리고 본격적인 어깨 운동을 한 다음, 다시 체조로 정리운동을 하면 된다.

회전근개 파열을 포함하여 목, 등, 어깨 주변의 근육, 힘줄, 인대, 신경 등에 생기는 문제는 서 있거나 앉아 있는 자세가 매우 중요하다. 바른 자세의 중요성은 아무리 강조해도 지나침이 없다.

운동 중 어깨 통증이 느껴지면 무리하고 있다는 신호이니 멈추고 쉬어야 한다. 단순한 근육통이라면 며칠 쉬면 좋아진다. 며칠 쉬어도 회복되지 않으면 조기에 진료를 받아서 회전근개 파열 유무를 확인하고 그에 맞게 조기 치료를 받으면 된다.

40대의 어깨 힘줄은 40년 이상 된 것이다. 나이만큼 고락을 같이 해온 어깨 힘줄이다. 중년을 넘어서면 퇴행성 변화로 힘줄이 해어지다가 찢어지기도 하는 만큼 다치지 않도록 주의하자. 무리하지도 말자. 평소에 바른 자세로 몸 안팎의 균형을 잡고, 내 몸에 맞는 꾸준한 어깨 근력과 지구력 운동을 통해서 백세 시대에 걸맞은 어깨를 가져보는 건 어떨까.

SLAP(상부 관절와순 전후방 파열)
– 소중한 어깨 관절 연골을 지켜라

　병명조차 생소한 어깨 관절의 SLAP(superior labrum anterior to posterior, 상부 관절와순 전후방 파열, 이하 슬랩)은 2015년 LA 다저스 에이스 류현진 투수가 어깨 통증으로 수술을 받게 되면서 우리 국민들에게 널리 알려졌다. 아마 무리한 투구로 어깨 관절에 슬랩이 발생했을 것이나. 슬랩을 비롯한 어깨 부상은 야구선수, 특히 투수에게 많은 것은 어쩌면 당연한 것이다.

　어깨 관절은 자유자재로 움직일 수 있는 매우 자유로운 관절이다. 움직이는 범위가 큰 반면, 어깨 관절을 단단하게 잡아주는 안정성이 떨어지는 단점이 있다. 이러한 단점을 보완하기 위한 장치가 바로 어깨 관절을 둘러싸고 있는 회전근개 힘줄, 각종 인대들과 관절와순(연골)이다.

　투수들은 전신을 사용하여 투구 동작을 한다. 그 동작 중에서 공을 쥔 손이 어깨 뒤에서 앞으로 최대한 빠른 속도로 움직이면서 공을 던진다.

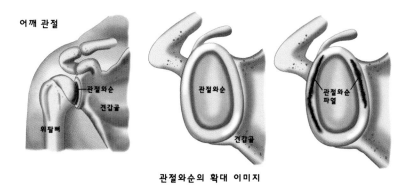

어깨 관절

관절와순

견갑골

위팔뼈

관절와순

견갑골

관절와순
파열

관절와순의 확대 이미지

[그림 2.5.1] 정상 관절와순과 파열된 관절와순

이때 이두박근 힘줄과 연결된 관절와순 연골이 찢어지는 것이 바로 관절와순 파열이다.

역사적으로 보면 슬랩은 1990년에 스나이더(Snyder) 등의 학자가 최초로 소개하였다. 문헌에 의하면, 어깨 관절 내시경 검사에서 약 5% 정도 발견된다. 발생 빈도는 낮은 편이다. 주로 수영선수, 배구선수, 야구 투수와 같이 반복적으로 머리 위로 팔을 들어올리는 상황에서 자주 발생하기도 하고, 넘어질 때 팔을 편 채로 손을 짚게 되면 그 충격이 어깨로 전달되면서 발생하기도 한다.

관절와순 파열이 되면 어떤 증상들이 생길까?

관절와순 파열은 어깨를 움직일 때 딱딱거리며 걸리는 소리가 나면서 아픈 것이 특징적인 소견이다. 손을 머리 위로 드는 동작이 많은 운동선수들에게서 흔히 발생한다. 아파서 힘쓰기가 어렵기 때문에 시간이 지남에 따라 경기력이 떨어진다.

어떤 검사로 진단을 하나?

❶ 진찰

(1) 오브라이언 테스트

오브라이언 테스트(O'Brien's test)는 환자가 서 있는 상태에서 아픈 팔을 90도 앞으로 든 채로, 팔을 15도 몸 쪽으로 붙이며, 팔꿈치를 펴고 엄지손가락을 아래로 향하게 유지한다. 이때 검사자가 환자의 손목을 지그시 누를 때 통증이나 딸각거림이 있으면 검사 양성반응이다. 관절와순 파열일 가능성이 높다.

(2) 크랭크 테스트

크랭크 테스트(Crank test)는 환자의 어깨를 옆으로 100도 정도 들고 팔꿈치를 90도 직각으로 구부린다. 검사자는 한 손은 환자의 팔꿈치를 어깨 관절 방향으로 밀고, 나머지 한 손은 환자의 손목을 잡고 내회전시킨다. 이때 어깨에서 통증이나 딸각거림이 있으면 검사 양성반응이다. 관절와순 파열일 가능성이 높다.

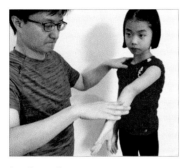
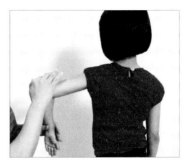

[그림 2.5.2] 관절 연골 손상 유무를 알아 보기 위해 오브라이언 테스트를 하는 모습

[그림 2.5.3] 관절 연골 손상 유무를 알 아보기 위해 크랭크 테스트를 하는 모습

❷ MRI(자기공명영상) 검사

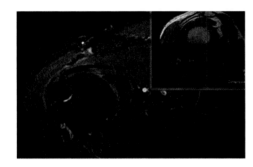

[그림 2.5.4] 관절와순 파열일 경우, 연골이 파열된 부위(삼각형 모양의 까만 연골이 떨어져 나간 것, 빨간색 화살표)를 확인할 수 있다.

❸ 관절경 검사

관절경 검사는 관절와순 파열 유무와 정도를 명확하게 알 수 있는 확정적 검사법이다.

관절와순 연골 부위의 어느 부분이 얼마만큼 손상이 되었느냐에 따라 10가지 형태로 세분화되어 있다. 그중에서 이두박근의 힘줄이 시작하는 부분이 끊어지는 제2형(Type 2)이 가장 흔하다. 이 경우는 수술을 해서 끊어진 부분을 붙여놔야 정상 기능을 할 수 있으므로 다른 형태에 비해서 중요하다.

관절와순 연골이 파열되면 수술해야 하나?

회전근개 파열로 진단되었다 해도 모두 수술하는 것은 아니듯이 이 질환도 마찬가지다. 크게 비수술 재활치료와 수술치료가 있다.

❶ 비수술 재활치료

관절와순 연골 손상 초기에는 쉬면서 염증과 통증을 줄이는 약을 복용하고, 스트레칭, 회전근개 힘줄과 근육의 강화, 감각운동, 균형운동 등을 통해서 어깨 관절을 안정화시키는 운동을 한다. 재활의학과 전문의의 처방에 따라 어깨 관절의 힘줄, 근육, 인대의 힘을 균형 맞추면서 견갑골 안정화 운동과 같은 포괄적 재활운동 치료를 하면 좋아지는 경우가 많다.

❷ 수술치료

관절와순 파열로 6개월 정도 지속적 재활치료를 받아도 차도가 없다면 수술적 치료를 고려해야 한다. 관절와순 파열의 형태가 10가지 정도 되는데, 그중 제2형은 치료하지 않으면 어깨 관절 앞부분이 불안정하게 되기 때문에 끊어진 이두박근 힘줄과 관절와순을 요즘 선호하는 봉합나사 방법으로 수술하곤 한다.

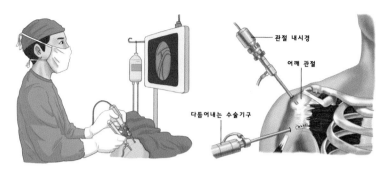

[그림 2.5.5] 관절 내시경으로 화면을 보면서 파열 부위를 진단하고 이어서 치료도 한다.

하지만 수술은 여러모로 힘들다. 마취의 위험도 있고, 수술 부위가 감염될 가능성도 있다. 수술만 하면 모든 것이 끝나는 것이 아니라 시작이라고 했다. 뒤이어 재활운동 치료로 완성해야 한다.

수술 후 움직임을 제한하기 위해 관절을 고정시켜 놓기 때문에 관절이 굳는 경직현상이 생긴다. 그래서 팔걸이를 3주 동안 고정한 다음, 어깨 관절 회전운동을 하여 경직을 풀어준다. 그리고 팔꿈치는 편 상태에서 진자운동을 한다.

수술 후 6주경에는 회전근개 근육과 삼각근 강화운동을 시작한다. 병원뿐 아니라 집에서도 틈틈이 한다. 대략 수술 후 3~6개월 정도 인내심을 가지고 지속적 재활운동 치료('PART 3' 참조)를 하면 회복될 것이다.

어깨 관절와순 파열(슬랩)이 있을 때 다른 어깨 질환이 같이 있는 경우가 많다. 슬랩만 있는 경우는 매우 드물다. 자주 동반되는 어깨 질환으로는 회전근개 파열, 견쇄 관절염, 오십견, 관절순 주위에 물혹 등이 있으므로 어깨 관절과 그 주변을 유심히 살펴봐야 한다.

관절와순 파열을 처음 발표한 지 불과 27년 정도밖에 되지 않지만, 관절경의 발달로 정확한 진단과 치료가 동시에 이루어지는 큰 발전을 이루었다. 슬랩은 여러 가지 어깨 질환들과 같이 있는 경우가 많기에 포괄적 치료와 관리가 필요한 만큼 주의가 필요하다.

근막통증증후군
– 뭉치고 결리는 어깨 통증에서 탈출하는 법

웹디자이너 이모 씨(여, 29세)는 하루 종일 컴퓨터와 씨름을 한다. 업무가 많을 때는 야근도 밥 먹듯이 하곤 한다.

이씨가 앉아서 일하는 자세를 보면 안 아픈 것이 이상할 정도다. 목은 앞으로 쭉 내밀고, 등과 허리는 새우등처럼 구부정하고, 어깨는 마우스와 자판을 치느라 앞으로 나와 있으며,

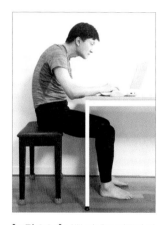

[그림 2.6.1] 나쁜 자세로 컴퓨터 작업 중

다리는 꼬고 앉아 있다. 보는 사람의 시선이 부담스러울 정도로 자세가 안 좋다.

그러다보니 일과를 마칠 무렵이면 눈이 침침하고, 온몸이 쑤시며 피

곤이 몰려온다. 그러면 예약해 두었던 마사지를 받으러 가곤 한다. 일주일에 두 번 정도는 가는 셈이다. 부담이 되지만 늦은 시간에 갈만한 병원도 마땅치 않아 선택의 여지가 없다고 한다. 마사지받고 나면 그래도 며칠 동안은 개운해서 정기권을 끊어서 다닌다. 그렇게 나름 몸 관리(?)를 하고 있었다.

그러던 어느 날, 아침에 일어났는데 목을 움직일 수 없어서 세수도 제대로 못하고 모자를 눌러쓴 채 필자를 찾아왔다. 목에 담이 들렸다고 했다. 이미 목은 오른쪽으로 반쯤 돌아가 있었고, 진단과 치료를 하기 위해 환자복으로 갈아입을 때도 간간히 비명소리가 들렸다.

진찰에 이어 치료를 받은 이씨는 언제 그랬냐는 듯 "이제 목이 잘 돌아가네요"라고 하자, 필자는 화장실 오갈 때처럼 차이 난다는 농담을 건넸다.

이렇듯 사무직 종사자들의 상당수는 이씨처럼 장시간 컴퓨터 앞에 앉아서 업무에 몰두하느라 자세가 나쁜 경우가 많다. 나쁜 자세는 곧 통증으로 이어진다. 머리끝부터 발끝까지 안 아픈 데가 없다고 하소연하는 젊은이들이 많다. 할아버지, 할머니들이 아프다고 하는 것 못지않다. 젊은이들의 건강이 위협받고 있다.

이씨의 병명은 근막통증증후군이었다. 지금부터 그 정체에서부터 치료와 예방에 이르기까지 알아보자.

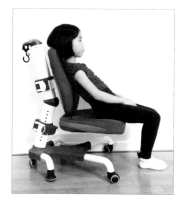

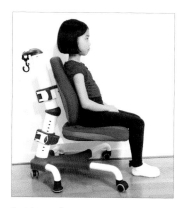

[그림 2.6.2] 나쁜 자세 : 엉덩이가 등받이에서 떨어져 있고, 목이 앞으로 굽어져 있다.

[그림 2.6.3] 좋은 자세 : 엉덩이가 등받이에 붙어 있고, 목도 숙이지도 뒤로 젖히지도 않는 중립적인 자세다.

근막통증증후군이란?

근막통증증후군(Myofascial Pain Syndrome)은 근육이 뭉치고 짧아져서 딱딱하게 되고, 딱딱한 근육을 누르면 과민반응을 보일 정도로 심한 통증이 생기는 부위(통증 유발점)가 있다. 근육과 근막에 생기는 매우 흔한 질환이다. 근육이 굳어지고 말라서 근력이 약해지고 움직임에 제한이 있는 경우도 있다.

주된 환자층은 중년 여성과 사무직 근로자들이다. 머리가 아프며, 뒷목, 어깨, 허리가 판자처럼 뻣뻣하고 뭉친다고 한다. 매일 중노동을 하는 사람들보다 사무직과 같이 평소에 덜 움직이다가 체육대회 등에 나가서 갑자기 무리한 사람에게 주로 발생한다.

통증 유발점은 증상에 따라 활동성과 잠복성으로 구분할 수 있다.

활동성 통증 유발점은 쉬고 있을 때도 통증을 유발하고, 누를 때는 너무 아픈 나머지 통증이 징~ 하고 옆으로 퍼진다. 주로 중년 여성에게 많고 젊은 사무직 종사자들에게 주로 발생한다.

잠복성 통증 유발점은 가만히 있을 때는 안 아프지만, 근력이 약하거나 움직임에 제한이 있다. 주로 노인들에게 흔하다.

근막통증증후군은 어디가 어떻게 아플까?

목, 어깨, 허리, 골반, 엉덩이, 종아리와 같이 자세를 유지하는 데 필요한 근육들에 주로 통증이 발생한다. 자세도 틀어지게 되고, 통증으로 몸이 개운하지 못하며, 딱딱한 근육을 누르면 자지러지게 아프기도 하다. 만성이 되면 근력이 떨어지게 된다.

통증의 정도는 미세한 통증에서 극심한 통증까지 다양하고, 한순간 아픈 것이 아니라 지속적으로 아프다. 또한 만성 통증이 되면 우울증과 수면장애도 생길 수 있다. 이렇게 되면 생각보다 더 많이 아프게 느끼고, 잠까지 못잔 날이면 그 통증은 이루 말할 수 없을 정도라고 한다. 치료를 받아도 효과가 떨어진다.

따라서 자기 전에 스마트폰을 사용하는 것과 같이 잠을 방해하는 요소를 없애야 한다. 또 만성 통증으로 인한 우울증과 수면장애가 있는 환자는 통증치료뿐 아니라 심리적, 수면환경적 요인 등 모든 것을 고려해서 치료받아야 한다.

우측 하단 [그림 2.6.5]는 목 주위 근육이 뭉치고 굳어서 경추가 비정상적인 일자목이다. 이렇게 되면 신경도 눌러서 근육통과 신경통이 같이 발생할 수 있다.

근막통증증후군은 머리부터 발끝까지 근육이 있는 부위면 어디든 나타날 수 있다. 머리와 목 근육에 문제가 생기면 뒷골이 땅기고, 귀에서 윙윙거리는 소리가 나는 이명, 턱관절이 아프고 눈 주위가 욱신거리며 더 피곤하게 된다.

어깨와 등에 문제가 있으면 통증과 함께 찌릿하게 아프기도 하고, 자세가 구부정해지며 심지어 소화가 잘 안 되기도 한다. 허리에는 마치 담 걸린 것처럼 아침에 일어날 때와 세수하려고 허리를 숙이거나 펴기 힘든 상황이 생기기도 한다.

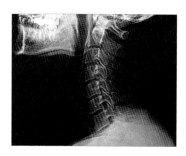

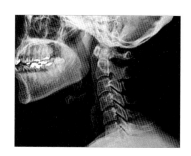

[그림 2.6.4] 정상 목뼈로서 영문자 'C' 자 모양과 유사하다.

[그림 2.6.5] 특징적인 일자목으로 숫자 '1' 자 모양의 직선인 목뼈다.

근막통증증후군은 왜 생길까?

정확한 발생 원인은 아직 모른다. 발생 가능한 원인으로는 가랑비에 옷 젖듯이 근육에 미세 손상이 반복되거나, 운동 부족, 잘못된 자세나 움직임, 인공관절 수술 후에 근육의 긴장 또는 뻣뻣함 등이 있다. 그 밖에도 비타민 결핍, 수면장애 등의 원인도 가능성이 있다.

이렇게 근육이 뭉치고 딱딱해지면 근육 내부의 혈관이 쪼그라들어 혈액순환이 잘 안 되므로 통증을 일으키는 화학물질이 나와서 증상을 유발한다고 추정하고 있다.

근막통증증후군은 어떻게 진단하나?

근막통증증후군을 진단할 수 있는 방법은 주치의의 세밀한 진찰로만 가능하다. 이를 위한 특별한 검사는 없다. 어깨와 같이 특정 부위에 통증, 특정 부위를 눌렀을 때 통증 등이 있을 때 의심할 수 있다. 정확한 진단은 의사와 환자의 긴밀한 소통을 통해 자세한 병력, 관절이 움직이는 각도, 근력, 신경학적 검사와 같은 재활의학적 진찰과 검사에 의해 이루어진다.

그렇다고 검사가 전혀 필요 없는 것은 아니다. 왜냐하면 근막통증증후군이 의심되는 환자가 다른 병으로 진단되거나, 다른 병도 같이 있는 경우가 있기 때문이다. 그래서 가끔 검사를 통해서 통풍, 류머티즘 관절염이 진단되기도 하고, 근막통증증후군이 동반되기도 한다. 때로는 MRI와 근전도 검사(EMG : electromyography)를 통해서 목 디스크가 진단되기도 한다.

많은 사람들이 어깨가 아프면 오십견이나 근육통으로 여기고, 시간이 지나면 좋아진다고 생각하여 그냥 지내는 경우가 많다. 그런데 오십견이 아닌 근막통증증후군, 어깨 충돌증후군, 회전근개 파열, 석회성 힘줄염 등이 있는 경우도 많다. 이러한 경우 적절한 치료를 받지 않으면 치료시기를 놓쳐 고생할 수 있기에 정확한 조기 진단과 치료가 중요하다.

통증 유발점을 진단하는데 참고할 수 있는 검사법으로는 근전도 검사, 초음파 영상 진단법, 적외선 체열 영상 진단법(thermograhpy) 등이 있다.

근막통증증후군 치료는?

근막통증증후군을 진단받으면 통증을 일으키는 원인을 없애거나 교정하는 적절한 치료를 받아야 한다. 대략적인 치료기간은 급성인 경우 보통 1~2개월 정도 걸리고, 만성인 경우에는 6~12개월 정도 걸리는데, 관리를 어떻게 하느냐에 따라 치료기간이 좌우되므로 치료기간을 예측하기는 어렵다.

그럼 치료법에 대해서 하나씩 살펴보자.

❶ 회피요법

질병의 원인이 되는 것을 피한다. 통증이 있는 근육을 만성적으로 반복 사용하는 것과 스트레스 등과 같은 유발 요인을 피한다. 예를 들어 어깨 충돌증후군이 있을 때 배드민턴, 수영, 테니스와 같은 운동을 하지 않는다. 바른 자세는 기본이다.

❷ 약물치료

근육이완제, 소염진통제 등을 먹는다. 이것은 통증이 심할 때나 급성기 치료에 효과적이다. 그러나 만성 통증에는 큰 효과가 없으니 주치의와 상의하길 바란다.

❸ 물리요법

한냉치료, 온열치료, 전기치료가 있다. 한냉치료는 얼음팩(ice pack)을 대는 방법과 플루오르메탄(fluoromethane) 스프레이를 분사하는 방법이 있고, 온열치료는 핫팩(hot pack)과 초음파 치료(ultrasound) 등이 있다. 전기치료는 간섭파 전기치료(ICT) 및 경피적 전기치료(TENS) 등이 근육을 이완시키는 효과가 있다.

❹ 스프레이와 수동적 근육 스트레칭법

근육을 수동적으로 스트레칭시키면서 증발냉각제(vapocoolant)를 뿌려 지속적으로 근육이 늘어나게 하는(prolonged stretch) 치료법이다.

❺ 통증 유발점 주사요법

근막통증증후군 초기에는 통증 부위에 통증 유발점 주사요법(TPI)이 가장 효과가 빠르고 지속적이다. 통증 유발점 주사요법은 리도카인(lidocain)이나 프로카인(procain) 등의 국소마취제를 통증 유발점에 주사하여 통증이 악순환되는 고리를 끊어주는 방법이다.

다시 말해 통증 유발점에 주사하여 뭉친 근육을 풀어주는 등 일종의 근육 리모델링이다. 이때는 환자가 근육을 전체적으로 사용하여 움직이도록 한다. 그러나 격렬한 스포츠와 같은 활동은 주사 후 1주 정도는 피하는 것이 좋다.

특히 생리식염수나 주사약 없이 바늘만을 이용한 통증 유발점 주사는 젊은 사람에게 아주 효과적이고 유용하다. 또한 임산부에게도 사용할 수 있는 유일한 치료법이다.

❻ 재활운동요법

수동적으로 받는 치료뿐 아니라 혼자서 할 수 있는 운동과 자세를 배우는 것도 포함되므로 다른 치료와 달리 적극성이 필요하다. 혼자서 통증을 해결하고, 근력을 키우며, 운동범위를 늘려갈 수 있는 법을 배우는 등 일종의 학습과 치료가 동시에 이루어지는 특별한 치료법이다.

재활운동요법은 맨손이나 기계와 같은 장비를 이용한 근력강화, 스트레칭 등이 있다. 단순히 마사지를 받는 것이 아니다. 또한 이 치료는 주사에 대해 극심한 공포심을 갖고 있거나 요근(psoasmuscle)과 장골근

(iliacus muscle)과 같이 주사로 도달하기 쉽지 않은 근육에 통증 유발점을 가지고 있는 환자가 받을 수 있다.

그 밖에도 보톡스와 자기장을 이용한 치료법 등이 있으나 간헐적으로 사용한다.

앞의 치료법들로 통증이 가라앉으면 관절운동 범위를 유지하고 재발을 방지하기 위해서 근육에 피로가 오는 동작이나 스트레스를 피한다. 또 자주 근육을 강화하며, 스트레칭하는 것이 필요하다.

근막통증증후군 예방법은?

근막통증증후군은 치료도 중요하지만 그에 못지않게 예방도 중요하다. 우선 근육에 과부하가 걸리는 동작이나 운동, 그리고 심리적 스트레스와 같은 각종 유발 요인을 찾아서 조절해야 한다.

또한 같은 일을 단순 반복하거나 나쁜 자세로 앉아 있으면 재발하게 되므로 근육의 긴장을 풀어주기 위해 공부할 때나 일할 때, 한 자세로 너무 오랫동안 있지 않도록 한다. 아무리 좋은 자세도 한 자세로 있는 것은 무리가 따른다. 틈틈이 자세를 바꾸고 1시간마다 30초 정도 간단한 스트레칭을 습관화하면 좋다.

주로 목과 어깨 통증이 많은데 이를 예방하기 위해 근력강화, 근육이완, 스트레칭법을 익혀서 수시로 하면 된다. 예를 들어 앉아서 컴퓨터를 사용할 때는 모니터 가장 윗부분을 눈높이로 맞추고, 엉덩이를 의자 깊숙이 밀어 넣고, 허리는 등받이에 붙여서 허리를 곧추세운다. 특히 다리를 꼬지 말자.

필자의 경우 지하철이나 버스를 기다릴 때나 운전하다가 신호대기 중일 때는 가벼운 스트레칭을 하고, 업무 중간에 팔굽혀펴기를 50회씩 수차례한다. 팔굽혀펴기를 50회 해도 1~2분이면 충분하다. 이렇게 해서 하루에 많이 할 때는 총 2천 회까지 한 적도 있다. 그것만으로도 운동효과는 충분하다. 요즘처럼 바쁜 세상에 자투리 시간을 잘 활용하는 것은 매우 중요하다.

몸이 틀어진 것 같거나 찌뿌드드한 경우에는 근막통증증후군일 가능성이 높다. 그러나 증상이 비슷한 목 디스크나 어깨 충돌증후군과 같은 질환일 수도 있다. 정확한 진단에 따른 치료를 받아야 하는 이유다.

근막통증증후군은 수년에 걸쳐 만성화되기 쉬우므로 발생 초기에 생활습관 교정으로 완치하는 것이 중요하다. 치료와 함께 예방을 위해서 반드시 해야 할 것이 바른 자세를 생활화하는 것이다. 'PART 3'을 참고하면 된다. 또한 자투리 시간을 활용해서 스트레칭, 근력강화를 하는 것이 좋다.

지금 당장 책이나 모니터에서 눈을 떼고, 허리를 펴고 기지개를 켜면서 가볍게 목을 돌려보라. 시원함이 느껴지지 않는가?

뇌졸중 후 어깨 통증
– 뇌졸중 후유증인 어깨 통증에서 벗어나기

뇌졸중은 무엇이고 어떤 것을 주의해야 하나?

우리나라에서 뇌졸중(腦卒中, 중풍)은 65세 이상 노인의 사망 원인 1위다. 뇌졸중은 뇌에 혈액을 공급하는 혈관이 막히거나(뇌경색) 터져서(뇌출혈) 뇌손상이 오고, 그에 따른 신체장애가 나타나는 질환이다. '침묵의 저격수', '시한폭탄', '돌연사의 주범' 등으로 불리는 뇌졸중은 암, 심장질환과 함께 우리나라 3대 사망 원인이다.

뇌졸중으로 생존하더라도 전신마비, 편마비, 삼킴장애, 언어장애, 시각장애, 시야장애, 보행장애, 어깨 빠짐, 우울증, 일상생활을 혼자 할 수 없는 등 여러 가지 후유증과 합병증의 위험이 있다. 이러한 장애를 극복하기 위해 지금도 수많은 환자가 집에도 못 가고 대학병원, 재활병원 등의 병원에서 짧게는 1~2개월부터 수년간 입원하여 재활치료를 받고 있는 실정이다.

　이렇게 되면 환자는 사회적으로 격리되다시피하여 자존감 상실과 자괴감 등으로 인한 우울증으로 고통받는다. 또한 가족도 간병하느라 직장을 그만두기도 하고, 오래 하다보면 몸이 여기저기 아파서 더 이상 간병을 못하는 등 피해가 크다. 이렇게 되면 국가, 사회적으로도 손실이 매우 크다.

　예전에는 뇌졸중이 노인들의 전유물이었으나, 요즘은 사회적으로 한창 일할 나이인 30~50대 청년, 장년층에서도 발생률이 증가하고 있다. 건강보험심사평가원 자료에 따르면, 국내 15~45세의 젊은 사람들의 뇌졸중 환자수가 2013년에는 13,892명이었는데, 2016년에는 21,709명으로, 3년 동안 약 56% 정도 늘었다.

　이러한 원인은 기름진 음식이 많이 포함된 서구적 식습관, 잦은 회식, 과음, 폭식과 더불어 흡연, 과도한 스트레스, 운동 부족 등으로 뇌졸중의 위험 요인인 고혈압, 당뇨병, 비만, 고지혈증 환자가 증가했기 때문이다. 문제는 이런 식생활습관병을 제대로 관리하지 않는 사람이 아직도 많다. 그러다보면 날벼락과 같은 뇌졸중 환자가 되는 것이다. 위험 요인에 대한 관리가 철저히 필요하다.

뇌졸중의 자각 증상

　한마디로 정리하면 다음과 같은 증상들이 '갑자기 발생하는 것'이 특징이다.

① 갑자기 한쪽 팔과 다리의 힘이 빠진다.

② 갑자기 어지러워 걷기 힘들고, 심하면 앉아 있기도 어렵다.

③ 갑자기 말이 어눌해지거나 못한다.

④ 갑자기 머리가 심하게 아프면서 뿜어내듯이 토한다.

⑤ 갑자기 물체가 두 개로 겹쳐 보이거나 한쪽 눈이 안 보일 수 있다.

앞의 증상이 모두 뇌졸중은 아니지만, 이런 증상이 본인이나 주변 사람에게 발생 즉시 119에 연락하여 큰 병원으로 가야 한다. 뇌졸중은 발생 후 3시간(골든타임) 이내에 치료가 시작되어야 사망, 사지마지, 반신마비와 같은 위험을 줄일 수 있다.

뇌출혈과 뇌경색 소견은 앞의 [그림 1.34]와 [그림 1.35]에 있으므로 참고하길 바란다.

뇌졸중과 팔(어깨) 통증은 어떤 관계가 있을까?

뇌경색으로 대학병원 신경과 중환자실에 입원하여 집중 치료를 받은 김모 씨(남, 65세)는 왼쪽 팔과 다리가 힘이 없는 마비증상이 발생했다. 그래서 재활병원으로 이동하여 서기, 걷기와 같은 물리치료와 혼자서 일상생활을 할 수 있도록 훈련하는 작업치료를 받고 있다. 2~3개월 지나면서부터 마비되어 움직이기 힘들었던 팔다리에 힘이 생기면서 혼자 설 수 있고, 보호자의 도움을 받아 약간 걸을 수 있을 정도로 회복되어 가고 있었다.

그런데 언젠가부터 왼쪽 어깨가 서서히 아프기 시작하더니 지난밤에는 많이 아파서 밤잠을 설쳤다. 어깨 사진을 찍어보니 다음 그림과 같이 어깨가 빠져 있었다. 일명 어깨 관절 하방 아탈구(팔뼈가 어깨뼈에서 아래로 부분적으로 빠진 것)가 발생한 것이다.

지금은 뇌졸중 후유증에서 많이 회복된 김씨는 그 당시를 떠올리며, 그때는 팔다리에 힘이 없어서 걷지도 못해 보호자가 밀어주는 휠체어를 타고 다니는 것도 억울한데 어깨까지 빠져서 아프니 정말 서러웠다고 한다. 김씨에게 왜 이런 일이 일어난 걸까?

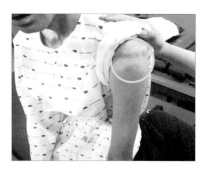

[그림 2.7.1] 위팔뼈가 아래로 빠져 있다(노란색 동그라미).

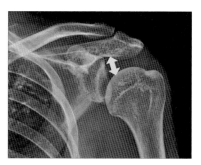

[그림 2.7.2] 팔뼈(상완골)가 아래로 빠져 있다 (노란색 화살표 길이만큼 아래로 빠져 있다).

다치지도 않았는데 어깨는 왜 빠질까?

뇌졸중 후유증으로 편마비(한쪽 팔과 다리만 마비)가 되면 혼자 걷기 어렵고, 일상생활도 보호자의 도움이 필요한 경우가 많다. 그중 어깨에서 손에 이르는 팔의 통증과 마비를 '편마비 어깨(팔) 통증(hemiplegic shoulder pain)'이라고 한다. 편마비 환자의 70% 정도에서 발생한다고 한다.

원인은 앞의 사진처럼 관절이 아래쪽으로 빠지는 부분 탈구, 회전근개 힘줄의 질환, 근육과 관절이 뻣뻣해지는 경직현상, 오십견처럼 어깨 관절주머니가 오그라드는 구축현상, 반사성 교감신경성 이영양증(reflex sympathetic dystrophy, 반사적으로 신경혈관계의 조절에 장애가 생겨 어깨와 손이 붓고 아픈 현상) 등이 있다.

어떻게 알 수 있나?

❶ 엑스레이 검사

가장 쉽게 할 수 있는 기본 검사다. 위팔뼈의 전하방 아탈구(위팔뼈가 앞쪽 아래쪽으로 부분적으로 빠져 있는 현상)를 알 수 있다.

❷ 초음파 검사

회전근개 힘줄, 이두박근 힘줄염 등을 알 수 있다. 진료실에서 할 수 있는 안전한 검사다.

❸ 삼상골 주사 검사(triple phase bone scan)

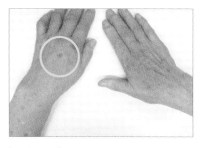

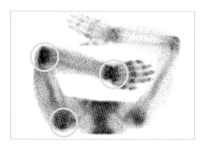

[그림 2.7.3] 반사성 교감신경성 이영양증으로 왼손이 부어 있다(노란색 동그라미).

[그림 2.7.4] 삼상골 주사 검사에서 왼쪽 어깨, 팔꿈치, 손목, 손가락의 관절 부분이 까맣게 보인다(노란색 동그라미).

❹ 적외선 체열촬영 검사(DITI : Digital Infrared Thermal Imaging)

적외선 카메라로 몸통, 양팔의 온도를 측정한다. 붉은색으로 표시된 부분은 온도가 높은 곳으로 부기, 염증 등으로 혈액의 흐름이 많은 곳이다. 파란색은 온도가 낮은 곳으로 신경이나 혈관이 눌려서 혈액의 흐름이 좋

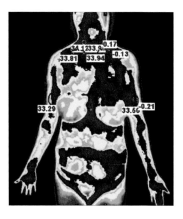

[그림 2.7.5] 양팔을 벌리고 서 있는 몸의 앞면 사진. 오른팔에 비해 왼팔의 온도가 높다. 뇌졸중 발병 후 왼팔에 반사성 교감신경성 이영양증 환자의 적외선 체열촬영 소견이다.

지 않은 곳으로 판단할 수 있다.

치료는 어떻게 하나?

뇌졸중 후유증으로 한쪽 팔과 다리를 움직일 수 없는 편마비 환자가 많다. 다리가 마비되면 혼자서 걷기가 어려워 휠체어를 타야 하고, 어깨, 팔, 손이 마비가 되면 혼자서 식사하기, 옷 입고 벗기, 목욕하기가 어려워 보호자의 도움을 받아야 한다.

특히 편마비가 발생한 다음에 어깨가 아프면 움직이기 힘들고, 어깨 관절이 굳는 오십견 증상이 오며, 신경도 손상되어 재활치료를 열심히 해야 할 시기에 막대한 차질이 생긴다. 그래서 편마비로 인한 어깨 통증을 예방하고 치료하는 것이 적극적 재활치료에 매우 중요하다.

그럼 각 합병증에 따른 치료법을 알아보자.

❶ 마비된 어깨에 회전근개 힘줄 파열이 동반된 경우

힘줄 파열이 있으나 마비된 어깨를 수술하기에 무리가 있어 어깨 관절을 교정용 팔걸이([그림 2.7.6])로 고정하면서 기능적 전기자극 치료를 받는다([그림 2.7.7]).

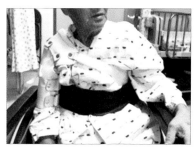

[그림 2.7.6] 마비된 오른쪽 어깨가 빠지지 않도록 교정용 팔걸이를 착용한 모습

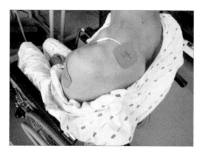

[그림 2.7.7] 근력회복을 위해 기능적 전기자극 치료 중

❷ 회전근개 힘줄염, 이두박근 힘줄염, 견봉 아래 주머니 염증

소염제 주사를 맞거나 재생치료(프롤로 주사, 체외충격파 치료)를 한다.

❸ 오십견

관절주머니가 오그라들어 조금만 움직여도 아프기 때문에 관절 내부에 스테로이드 주사를 맞는다. 주치의와 상의해서 적절히 맞아야 한다. 특히 당뇨병 환자라면 혈당을 높일 수 있어서 주의가 필요하다. 그리고 환자 본인이 직접 하거나 치료사가 해주는 재활운동 치료를 받으면 된다.

❹ 반사성 교감신경성 이영양증

어깨와 손이 아프고 붓는다 하여 '견수증후군(shoulder hand syndrome)' 이라고도 한다. 스테로이드를 정해진 기간 동안만 먹거나 성상신경 차단술이 효과적이다.

여러 치료를 해도 통증이 심해서 밤잠까지 설치는 경우라면 상견갑신경에 박동성 고주파 치료를 하여 통증을 잠재우는 치료도 있다.

편마비 어깨 통증 환자에게 적극적인 치료가 필요한 이유는 환자가 밤에 잘 자고 다음날 아침부터 오후 늦게까지 계속되는 재활운동 치료와 작업치료, 전기치료, 심리치료, 언어치료(필요 시) 등의 많은 치료 스케줄을 잘 소화해내야 하기 때문이다. 그러기 위해서는 어깨를 비롯한 다른 부위가 아프기라도 하면 재활운동 치료를 못하게 되거나, 하더라도 효율성과 효과가 떨어지므로 아픈 곳이 없는 상태는 매우 중요하다.

뇌졸중 후유증으로 다리가 마비되어 혼자 걷는 것이 어려우면 휠체어를 타야 한다. 그리고 어깨부터 손까지 마비되면 일상생활을 혼자서 할 수 없기에 누군가 옆에서 도와줘야 한다. 환자는 물론 가족까지도 힘든 과정이다.

여기에다 이께 관절 주변이 근력두 약해져서 어깨가 중력 방향인 아래쪽으로 빠지게 된다. 통증도 심하다. 시간이 지나면서 근력이 회복되지만, 경직현상(어깨를 비롯한 마비된 관절과 근육이 뻣뻣하게 굳어가면서 운동하기 어려운 상태)이라는 암초를 만나기도 한다.

이렇게 절망에 가까운 상황에서도 불굴의 정신력으로 하루하루 재활치료에 임하는 환자들께 경의를 표한다. 이러한 과정을 옆에서 늘 지켜보면서 안타까움을 갖고 있던 필자는 어깨 관절의 재활치료에 더욱 몰두하게 되었고, 어깨 재활치료를 통해서 좋아지는 그분들을 보면서 살아가는 보람을 느낀다.

어깨 재활운동의
모든 것
어깨 리모델링 운동

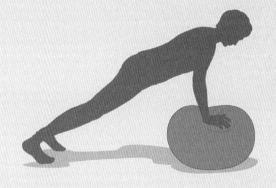

재활운동 치료를
꼭 해야 하는 **이유**

재활운동은 단어에서 알 수 있듯이 재활치료와 운동치료를 합친 개념이다. 재활의학에서는 치료적 운동(therapeutic exercise)이라고 한다. 척추와 관절의 문제와 같이 우리 몸 어딘가에 문제가 있는 환자가 건강을 되찾기 위해 필요한 치료 과정이 대부분이다. 건강한 사람이 더 건강하게 되기 위한 과정도 포함되어 있다.

국내 프로팀과 국가대표 야구선수로 활약하던 류현진 투수가 2013년부터 메이저리그에서 훌륭한 기량을 발휘하다가 2015년 어깨 통증으로 수술을 받았다. 그 이후 수술하기 전만큼의 기량을 회복할 수 있을지에 대한 항간의 우려와 달리 약 2년 정도의 철저하고 체계적인 재활치료와 훈련을 거쳐서 마운드로 복귀했다. 매우 다행이다.

이를 계기로 일반 사람들도 수술 후 재활치료의 필요성, 중요성과 더불어 그 기간 또한 매우 길다고 인식하게 되었다. 물론 그 전에도 어깨 수술 후에는 재활치료를 받아야 한다는 것에 대해서 어느 정도 알고 있었지만, 2년이나 걸릴 줄은 미처 몰랐다는 반응이다.

류현진 선수가 경기에 복귀하기까지 재활훈련, 재활운동과 같은 재활치료를 받으면서 마음고생 또한 컸으리라. 물론 지금도 전문의를 비롯한 재활치료팀의 세심한 경과 관찰이 진행되는 가운데 투구하고 있을 것이다. 이러한 과정을 유심히 지켜봤던 필자 또한 스포츠 강국, 스포츠 재활의학 강국인 미국의 체계적인 스포츠 재활치료 시스템에 대해 다시 한 번 생각하게 되었다. 우리도 선진 재활운동 치료가 빨리 정착되었으면 하는 바람이다.

어깨 재활운동은 건강한 사람이 더 건강하기 위해서 하는 헬스장에서처럼 '내가 알아서 적당히 하면 되겠지'라고 생각해서는 안 된다. 전문의와 물리치료사의 조언, 지휘, 감독 또는 의료진이 직접 해주는 치료에 따라야 안전하고 효과적인 재활이 가능하다.

필자는 재활운동 치료를 시작하기 전에 환자 상태를 면밀히 기록한 차트와 함께 환자와의 소통을 통해 개인 맞춤형 재활치료 계획을 수립하고 그에 맞게 하나씩 진행해 나간다. 필자가 직접 치료하기도 하고, 운동재활 치료 처방을 해서 물리치료사에게 치료받게 하기도 하며, 때로는 운동법을 충분히 이해한 환자에게 혼자서 운동하는 과제를 주기도 한다.

또 매주 환자와 만나면서 그동안 재활훈련 상태를 점검하고 앞으로의 계획을 세운다. 물론 문제가 있으면 그때그때 만나서 해결하곤 한다.

"물고기를 잡아주기보다는 물고기 잡는 법을 알려주라"고 했듯이 여기서는 혼자서 할 수 있는 재활운동 치료에 대해서 얘기하려 한다. 배운 것을 확실히 이해하고, 온전히 내 것으로 만드는 것이 진정한 공부이듯이 재활운동도 마찬가지다. 이해는 물론이고 몸에 익히는 체득의 과정이 필요하며, 또한 문제가 생기지 않게 해야 하기에 더욱 주의가 필요하다.

따라서 혼자 재활운동을 하는 환자가 지켜야 할 4가지가 있으니 명심하길 바란다.

❶ 모르면 물어보라

'이렇게 이 정도로 하면 되겠지'라고 생각하며 적당히 하는 것은 금물이다. '해야 할까? 말아야 할까?'라는 생각이 들면 하지 말고 주치의나 물리치료사에게 물어보라. 함부로 하다가는 어깨를 망칠 수도 있다. 재활운동도 정확하게 해야 안전하면서도 효과적으로 할 수 있다.

❷ 무리하지 말라

운동하다가 어깨가 아프면 무리하지 말라. 무리하면 어깨 힘줄, 근육, 인대가 오히려 손상될 수 있다. 이때는 강한 정신력으로 단번에 밀어붙이지 말고, 절제의 미덕을 발휘해야 한다. 항상 욕심이 문제다.

❸ 규칙적으로 꾸준히 하라

혼자서 재활운동을 하다보면 별로 차도가 없어 보일 때가 있다. 지루해지고 '어느 세월에 될까?'하는 부정적인 마음이 자리를 잡곤 한다. 이

럴 때는 주치의에게 받은 운동 학습목표를 꺼내서 큰소리로 읽어보면 어
느새 동기부여가 될 것이다.

재활운동은 매일 조금씩이라도 하는 게 중요하다. 특별한 기구나 장
비가 필요 없는 맨손으로 할 수 있는 재활운동은 시간이나 장소에 구애
받지 않고, 내가 하고 싶을 때 할 수 있는 것도 많이 있다. 집이나 직장에
서 일하다가 5분 정도의 자투리 시간에도 할 수 있는 것도 있으니 마음
먹기에 달렸다.

또한 인내력과 정신력을 발휘하여 한 번에 많이 하는 것보다는 규칙적
으로 꾸준히 하는 것에 집중해야 한다. "느린 것보다는 멈추는 것을 염
려하라"는 말이 있듯이.

❹ 정확하게 하라

모든 운동에는 정확한 자세가 있다. '폼생폼사'라는 말이 괜히 있는 게
아니다. 다 이유가 있다. 정확한 자세로 하는 것이 안전과 효율 두 가지
측면에서 매우 중요하다.

이 두 가지 중에서 하나를 택하라면 당연히 안전이다. 예를 들어 어깨
회전근개 힘줄 봉합수술을 받고 재활운동 치료를 하는데 정확하게 하지
않으면 힘줄이 다시 끊어지는 불상사가 있을 수도 있다. 어떤 자세에서,
무슨 도구를 사용해서 얼마 동안 해야 하는지, 주의사항은 없는지 등을
신경 써서 해야 한다. 병원에서 주치의에게 배운 대로 하라.

다음은 단순한 어깨 결림에서부터 오십견, 어깨 탈구, 관절와순 손상, 회전근개 수술 후 어깨 통증에 이르기까지 다양한 재활운동 방법 중에서 핵심이 되는 운동법을 소개하고자 한다.

맨손과 기구를 이용한 재활운동법

바른 자세를 생활화하는 것은 아무리 강조해도 지나치지 않다. 또한 아무리 좋은 자세라 할지라도 한 자세로 똑같은 일을 오랫동안 반복하지 않아야 하고, 틈틈이 스트레칭 운동을 하는 것이 좋다.

특히 컴퓨터, 스마트폰을 장시간 사용하지 않도록 하고, 해야 한다면 바른 자세로 하되, 이따금 맨손체조를 하는 것이 목과 어깨 건강에 도움이 된다.

목과 어깨 통증을 예방하기 위해 다음 사진에 나와 있는 근육이완 운동법을 익혀서 일하는 동안 짬짬이 근육의 긴장을 풀어주면 한결 가볍고 부드러운 목과 어깨가 될 것이다. 회전근개 힘줄염과 어깨 충돌증후군과 같은 통증이 있거나, 수술을 받은 분들이 혼자서 할 수 있는 재활운동법을 다음과 같이 망라해 놓았으니 참고하길 바란다.

한편, 스트레스와 같은 정신적인 긴장은 정신적 부담은 물론 신체적으로도 좋지 않으므로 유발 요인을 찾아 해결 또는 조절하면 목과 어깨 건강에 좋을 것이다.

자, 이제 운동법을 하나씩 설명하겠다. 상황이 된다면 따라하면 더 좋을 것이다.

어깨 둥글게 천천히 돌리기

- **목적 :** 구부정한 등과 어깨를 펴주고 목뼈, 등뼈, 갈비뼈, 견갑골(날개 뼈)에 연결되어 있는 근육을 강화하는 동시에 이완할 수 있다. 어깨 운동의 기본 동작이다.

- **방법 :** 양팔을 아래로 늘어뜨린 채 어깨를 위로 으쓱 올린다. 그리 고 앞으로 모은다. 이어서 어깨를 아래쪽으로 내리면서 가슴을 편 다. 이런 식으로 천천히 원을 그린다. 앞으로 돌리기 10회, 뒤로 돌 리기 10회를 한다.

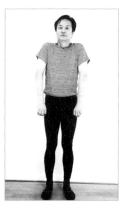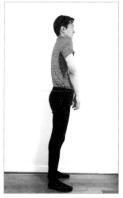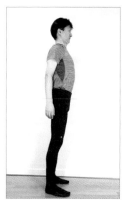

양팔을 옆으로 천천히 들어올렸다 내리기

- **목적 :** 어깨 관절의 운동범위를 넓히고, 어깨 극상근과 삼각근의 근력을 강화할 수 있다.
- **방법 :** 몸통을 곧추세운 상태에서 팔을 옆으로 천천히 들어올린 채 10초간 유지한 후 다시 천천히 내린다. 이어서 양팔을 앞으로 천천히 들어서 만세를 한다. 10초간 유지한 후 다시 천천히 내린다. 복식호흡과 같이 하면 마음의 안정감 또한 얻을 수 있다.

  (※ 주의 : 천천히 올리고 내린다. 올릴 때와 내릴 때 각각 5초 정도 걸쳐서 한다.)

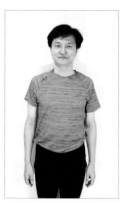 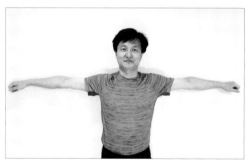

양쪽 견갑골(날개뼈) 아랫부분 가운데로 모으기

- **목적 :** 구부정한 등과 어깨를 펴주고 어깨 관절의 운동범위를 넓히며, 등과 견갑골 주위 근력을 강화할 수 있다. 가슴 앞쪽의 대흉근(일명 갑바 근육)을 스트레칭한다.

- **방법 :** 양팔을 벌리고 팔꿈치를 구부린 채 양쪽 견갑골을 가운데로 힘껏 모은 후 10초간 유지한다. 이때 동시에 턱을 뒤로 당겨서 10초간 유지하면 목 주위 근력을 키울 수 있다.

  (※ 주의 : 견갑골의 아랫부분을 가운데로 모아야 하므로 팔을 뒤쪽으로 벌리면서 아래로 내려야 한다.)

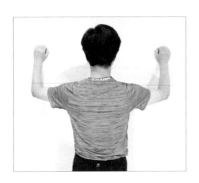 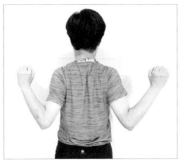

194

어깨 관절과 등 근육 스트레칭

- **목적 :** 어깨 관절의 뒷부분과 견갑골, 등 척추근육 등을 스트레칭하여 운동범위를 넓혀 굳어 있는 근육을 풀어줌으로써 부상을 예방할 수 있다.

- **방법 :** 오른팔을 왼쪽 앞쪽으로 쭉 뻗고, 왼팔을 구부려서 가슴 앞으로 지그시 잡아당긴 채 10초간 유지한다. 반대 팔로도 한다. 오른 팔꿈치를 구부려 머리 뒤에 놓고, 왼손으로 오른쪽 팔꿈치를 지그시 잡아당긴다. 반대 팔로도 한다.

  (※ 주의 : 잡아당길 때 반동을 주면 안 된다.)

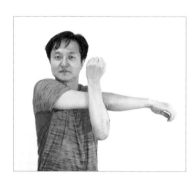 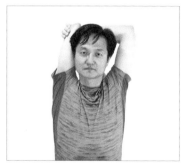

턱 뒤로 당기기

• **목적 :** 목을 앞으로 쭉 내민 상태의 거북목이 되면 목이 머리 무게를 감당해야 하므로 승모근과 같은 목 주위 근육에 무리가 간다. 턱을 뒤로 당기면 목에 걸리는 부담이 줄어들므로 목이 한결 부드러워질 수 있다.

• **방법 :** 상체를 꼿꼿이 세운다. 양팔을 벌리면서 어깨를 아래로 내린 다음 턱을 뒤로, 위로 당겨서 10초간 유지한다.

(※ 주의 : 고개를 숙이면 안 된다.)

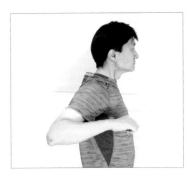 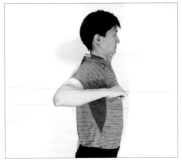

목 근력 강화하는 방법

- **목적** : 목 주변 근육과 어깨에 연결되는 근육을 강화하여 원활한 목과 어깨의 움직임을 만들기 위함이다.

- **방법** : 목에 힘을 주어 머리를 꼿꼿하게 세우고, 손으로 머리의 앞뒤, 양옆을 민다. 이때 머리와 목의 움직임이 없어야 한다. 손으로 미는 힘과 버티는 목의 힘이 균형을 이룬 상태다. 이렇게 힘은 주고 있으나 움직임이 없어서 근육의 길이가 일정한 운동을 '등척성 운동'이라고 한다. 목이 아픈 사람도 안전하게 할 수 있기 때문에 재활운동 초기에 기본적으로 적용하는 운동법이다.

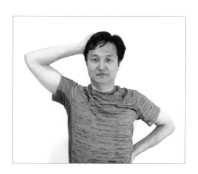
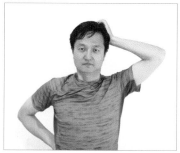
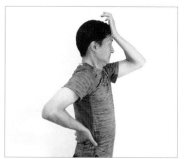
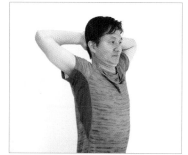

가벼운 어깨 관절 스트레칭

- **목적 :** 새우등처럼 척추가 굽어 있는 경우와 어깨 관절의 움직임이 부자연스러울 때, 척추를 펴주고 어깨 관절을 둘러싸고 있는 관절막을 늘려서 어깨 관절의 운동을 매끄럽게 하기 위함이다.
- **방법 :** 등 뒤로 양손을 깍지 낀 뒤 잡아당기면서 팔을 위아래로 천천히 오르내리면서 가슴을 펴준다. 양손을 뒤로 해서 잡은 후 뒤로 들어올린다. 10~15초간 유지한다. 틈틈이 한 번씩만 해도 효과가 있다. 양손을 등 뒤에서 맞잡는다. 10~15초간 유지한다(양손을 바꿔서도 한다).

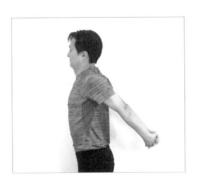 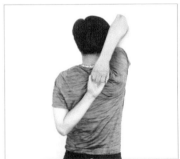

손을 늘어뜨려 빙빙 돌리기

- **목적 :** 오십견과 같이 어깨 관절이 굳어 있는 환자가 부담 없이 시작할 수 있는 운동이다. 어깨 관절과 그 주변을 감싸는 인대와 근육을 이완하여 운동범위를 늘릴 수 있다.

- **방법 :** 한 손으로 책상이나 의자를 짚고, 반대편 어깨와 팔에 힘을 뺀 후 손을 축 늘어뜨린 채 천천히 빙빙 돌린다. 한 번에 10~20바퀴 돌린다. 방향을 바꿔서도 돌린다.

  (※ 주의 : 어깨 관절이 많이 굳어 있는 경우에는 조금만 움직여도 통증이 심하기 때문에 작은 원으로 시작하여 통증을 견딜 수 있으면 점점 크게 돌려야 무리 없이 할 수 있다.)

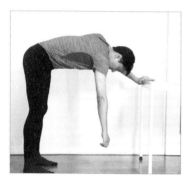 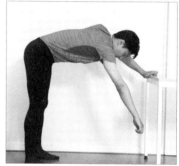

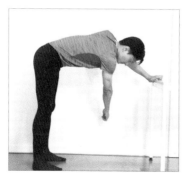 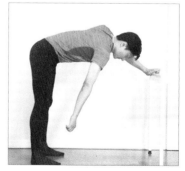

수건(막대) 잡고 당기는 스트레칭

• **목적** : 오십견과 같이 굳어 있는 어깨 관절을 스트레칭하여 운동범위를 넓힐 수 있다.

• **방법** : 왼쪽 어깨 관절을 스트레칭하고자 할 때 오른손으로 수건(막대) 윗부분을 잡고, 왼손으로 수건(막대) 아랫부분을 잡는다. 오른팔을 위로 천천히 뻗은 후 10초간 유지한다. 다시 천천히 내린다. 10~20회 반복한다.

(※ 주의 : 운동하는 동안 천천히 하고 반동을 주지 말아야 한다. 무리하게 당기지 말자. 많이 아프면 운동하기 어렵게 된다.)

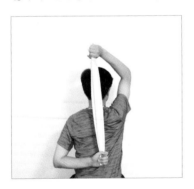
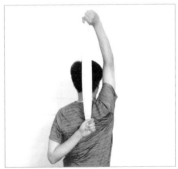

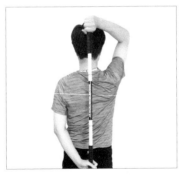
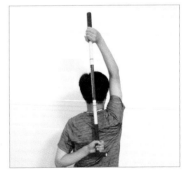

양 손바닥을 책상에 붙이고 앞으로 다가가기

- **목적 :** 오십견과 같이 어깨 관절이 굳어 있는 환자의 어깨 관절 운동 범위를 늘릴 수 있다.

- **방법 :** 양 손바닥을 책상에 올려놓는다. 손을 앞으로 뻗고 상체를 앞으로 숙인다. 그런 다음 상체를 곧추세운다. 이 동작을 10회 반복한다.

  (※ 주의 : 어깨 관절이 많이 굳어 있는 경우에는 조금만 움직여도 통증이 심하기 때문에 처음에는 팔을 덜 올리고, 통증을 견딜 수 있으면 점점 높이 올린다.)

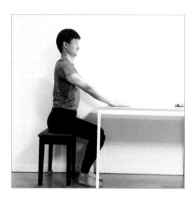 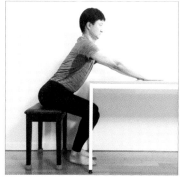

물통 옆으로 들어올리기

- **목적 :** 회전근개 힘줄 중 극상근과 삼각근의 근력을 키우기 위한 동작이다.

- **방법 :** 처음에는 맨손으로 하고 점점 물통의 무게를 늘려 가면 된다. 몸 옆에서부터 천천히 들어올려서 90도 정도까지 들어올린 채 10초간 유지한다. 아령의 무게가 1kg 정도면 회전근개 힘줄인 극상근만을 훈련하는 데 좋다. 아령의 무게가 1kg보다 무거우면 극상근뿐만 아니라 삼각근이 같이 수축하기 때문에 극상근 힘줄 재활운동에는 1kg 정도의 아령이 효과적이다.

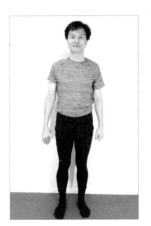 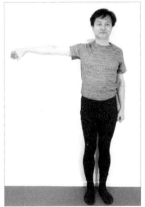

누워서 물통을 천천히 들어올렸다 내리기

- **목적 :** 오십견과 같이 어깨 관절이 굳어 있는 환자, 회전근개 힘줄염이나 회전근개 수술 후 환자에게 어깨 관절 운동범위와 근력강화를 위한 동작이다.

- **방법 :** 물통을 엉덩이에서 앞으로 천천히 들어올린다. 머리 위까지 들어올린 후 다시 천천히 내린다. 느린 속도로 10회 반복한다. 물통을 들어올릴 때와 내릴 때는 같은 속도로 움직인다. 처음엔 맨손으로 하고, 서서히 무게를 늘려간다.

(※ 주의 : 통증이 느껴지면 무리하지 말고 멈추어야 한다.)

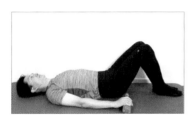
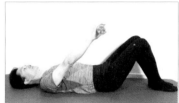
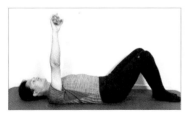
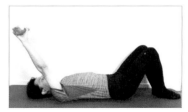

고무밴드 잡고 옆으로 늘리기

- **목적 :** 어깨의 극하근과 삼각근, 소원근과 같은 회전근개 힘줄과 근육의 외회전(몸 바깥쪽으로 돌리는) 근육을 강화하고 운동범위를 넓히기 위해 한다.

- **방법 :** 고무밴드 끝을 두 손으로 잡고 힘을 주면서 천천히 바깥쪽으로 끝까지 늘린다. 그 상태에서 10초간 유지한다. 그리고 서서히 힘을 빼면서 원래대로 돌아오게 한다.

  (※ 주의 : 팔꿈치가 몸에서 떨어지지 않게 해야 하고, 통증이 없는 범위에서 한다.)

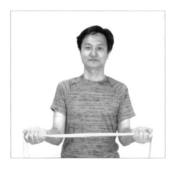 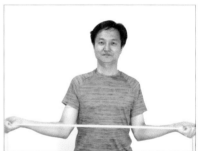

고무밴드 안팎, 위아래로 잡아당기기

- **목적 :** 견갑하근과 같은 어깨 관절을 내회전(몸 안쪽으로 돌리는)하는 근육을 강화하고, 극하근과 같은 외회전(몸 바깥쪽으로 돌리는) 근육을 강화하기 위해서 한다.

- **방법 :** 고무밴드 한쪽을 문에 고정시킨 후, 나머지 한쪽을 몸 안쪽 또는 몸 바깥쪽으로 잡아당긴다. 끝까지 당긴 후 3초간 멈췄다가 다시 천천히 놓았다가 다시 천천히 당긴다.

(※ 주의 : 몸통이 흔들리지 않도록 중심을 잘 잡은 상태에서 하고, 반동을 주면 안 된다.)

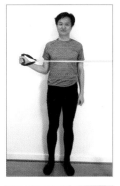 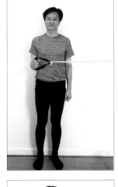 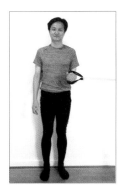

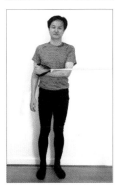 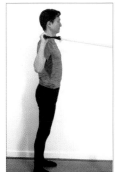 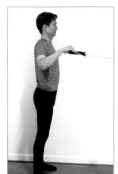

여러 방향으로 고무밴드 잡아당기기

- **목적 :** 앞으로 들어올리는 운동은 삼각근, 이두박근, 오구 상완근의
  근력강화에 좋다. 옆으로 들어올리는 운동은 삼각근과 극상근의 근
  력강화에 도움된다.

- **방법 :** 몸을 지면에 수직으로 꼿꼿하게 세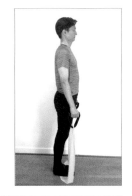
  운 다음 양팔을 천천히 앞으로 90도까지
  들어올린다. 10초간 유지한 후 천천히 내
  린다. 옆으로 들어올리는 동작도 준비자세
  에서 옆으로 90도까지 들어올린다. 10초간
  유지한 후 천천히 내린다.

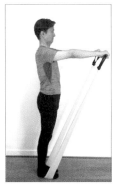 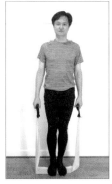 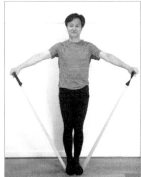

짐볼로 하는 견갑골 안정화 운동 및 균형 운동하기

- **목적 :** 어깨 관절을 감싸는 근육, 인대와 견갑골과 연결된 목과 등 근력을 강화하고 균형감을 키운다. 그러면 견갑골을 포함한 어깨 주변 근육이 조화롭게 되어 매끄럽고 안전한 어깨 움직임을 만들 수 있다.

- **방법 :** 양손을 짐볼에 대고 팔을 쭉 편다. 허리를 뒤로 휘어지게끔 충분히 펴고, 가슴을 앞으로 쭉 내민 채 5초간 유지한 후 다시 등을 뒤로 쭉 내밀어 5초간 유지한다. 첫 번째 동작이 숙달되어 팔을 구부린 채 유지하는 두 번째 동작을 하게 되면 근력강화와 균형감 향상에 매우 좋다.

(※ 주의 : 팔을 구부려 짐볼에서 버틸 때 균형을 잘 잡지 않으면 옆으로 넘어질 수 있다. 따라서 첫 번째 동작이 숙달되었을 때 두 번째 동작으로 넘어가야 한다.)

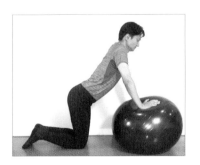 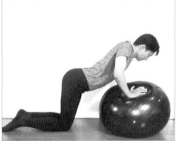

짐볼에 엎드려 두 팔로 버티면서 견갑골 안정화 운동하기

- **목적 :** 어깨 관절을 감싸는 근육, 견갑골과 연결된 목과 등 근육을 강화하고 조화롭게 하여 매끄럽고 안전한 어깨 움직임을 만들 수 있다. 견갑골 주위의 근력을 강화하고 스트레칭하는 것은 어깨 건강 유지에 필수적이다.

- **방법 :** 짐볼에 엎드려 두 팔로 버틴다. 가슴을 앞으로 쭉 내민 채 5초간 유지한 후, 다시 등을 뒤로 쭉 내밀어 5초간 유지한다.

  (※ 주의 : 운동하는 동안 팔을 구부려서는 안 된다. 팔은 항상 쭉 펴서 유지해야 한다.)

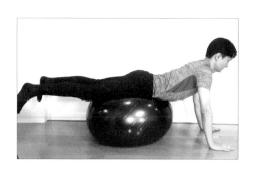

폼롤러와 짐볼에 양손 짚고 버티기

- **목적 :** 어깨와 팔의 근력을 키울 수 있을 뿐 아니라 어깨 관절을 이루는 근육들의 민첩성, 균형감각, 고유수용감각(우리 몸의 위치가 어디에 있는지 느끼는 감각이다. 예 : 눈 감고도 손을 머리에 올릴 수 있다)을 기를 수 있다.

- **방법 :** 두 손으로 폼롤러 또는 짐볼을 잡고 버틴다(처음에는 폼롤러로 시작하고 익숙해지면 짐볼로 옮겨간다).

  (※ 주의 : 팔을 쭉 편 상태를 유지해야 한다.)

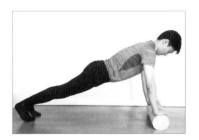 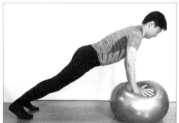

목 디스크가 있을 때

뒷목 통증과 팔이 저리는 목 디스크가 있으면 머리가 아플 수 있다.

해야 할 운동

(1) 목 주위 근육 마사지

허리를 꼿꼿하게 세운 후 턱을 뒤로 당긴다. 양 손가락으로 뒷목을 지그시 눌러서 지렛대를 만든 다음 고개를 천천히 뒤로 넘긴다. 10초간 유지한다. 그리고 천천히 고개를 중립 자세로 한다.

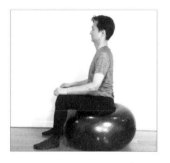 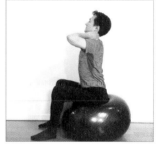

(2) 목 주위 근력 강화

목에 힘을 주어 머리를 꼿꼿하게 세운 후 손으로 머리의 앞뒤, 양옆을 민다. 이때 머리와 목의 움직임이 없어야 한다. 손으로 미는 힘과 버티는 목의 힘이 균형을 이룬 상태다.

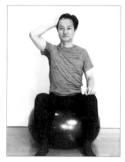 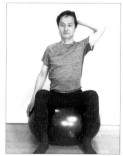 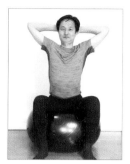

하지 말아야 할 운동

목 디스크가 있을 때 목을 부드럽고 천천히 뒤로 젖히는 근력강화는 도움이 된다. 그러나 손으로 스트레칭하듯이 양옆으로, 앞으로 고개를 숙이는 동작은 역효과가 날 수 있으니 주의해야 한다.

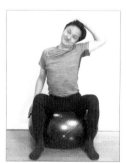 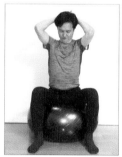 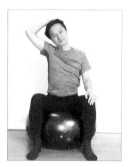

목 척추 관절염이 있을 때

목을 돌리거나 뒤로 젖힐 때 통증이 있으면 목 척추 관절염일 가능성
이 높다.

해야 할 운동

목 척추에 관절염(후관
절증후군) 등이 있을 때는
턱을 당기거나 앞으로 내
미는 능동적 동작으로 목
주위 근력을 강화할 수
있다.

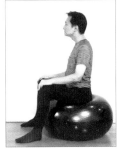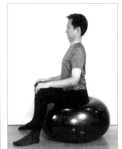

하지 말아야 할 운동

목을 양옆으로 잡아당
겨서 구부리는 동작은 하
지 말아야 한다.

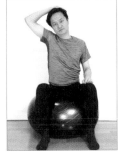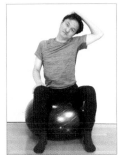

근육통이 있을 때

목이 뻣뻣하면 근육통일 가능성이 높다.

목을 앞뒤, 양옆으로 서서히 부드럽게 스트레칭해주면 좋다.

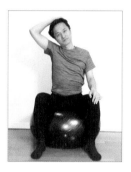
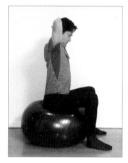

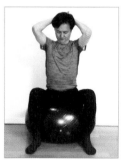
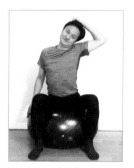

힘줄 염증으로 만성 통증이 있을 때

팔을 들 때나 앞뒤로 움직일 때 어깨 통증이 있으면 힘줄 염증으로 만성 통증이 있을 수 있다.

해야 할 운동

고무밴드를 이용한 어깨 회전근개 강화 운동이 좋다.

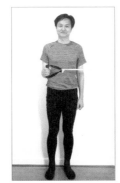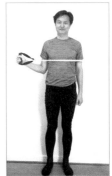

양쪽 견갑골(날개뼈)을 가운데로 모으는 견갑골 안정화 운동도 좋다.

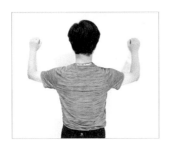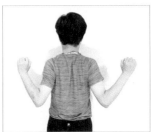

하지 말아야 할 운동

이두박근, 삼두박근, 삼각근의 근력강화 운동(특히 역기 운동)은 하지 말아야 한다.

척추와 어깨에 도움되는 자세 운동 딱 한 가지

턱을 뒤로 위로 당기면 목이 편해지고, 엉덩이를 뒤로 뾰족하게 한 후 허리를 펴서 뒤로 젖히면 그것이 바로 허리에 좋다는 '멕켄지 운동'의 한 자세가 된다.

이렇게 하면 목과 허리가 좋은 자세가 된다. 이어서 양손을 뒤로 젖히면 양쪽 견갑골이 가운데로 모여지면서 어깨와 그 주변 근육, 힘줄이 강화되고 안정된다. 덤으로 무릎을 약간 구부리게 되어서 유지하게 되니 허벅지 근육 강화에도 도움이 된다. 한 자세로 얻을 수 있는 장점이 많으니 수시로 해보길 바란다.

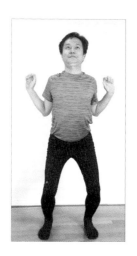 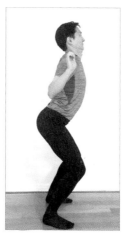

좋은 습관이
명품 어깨를 만든다
세 살 어깨, 평생 간다

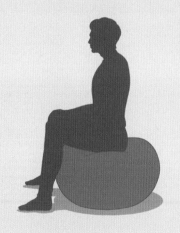

자세가 어깨 성능을
좌우한다

바른 자세는 매우 중요하다. 아무리 강조해도 지나치지 않다. 그러나 중요한 만큼 실천하는 사람은 흔하지 않다. 중요하다는 것을 알지만 실천이 잘 안 되고 있는 이유는 뭘까? 바른 자세는 습관이므로 본인이 애써 바로 잡아야 하기 때문이다.

하지만 좋지 못한 자세를 가진 사람이라도 신경 쓰면 고칠 수 있다. 이번 기회에 자세가 좋은 사람은 더 좋게, 좋지 못한 사람은 좋게 만들어보자. 몸 컨디션이 좋아지는 것은 물론 집중력도 좋아지기 때문이다.

필자가 10여 년 전부터 하고 있는 지자체, 기업체, 학교의 강연 제목이 '바른 자세가 성과를 낸다'다. 어찌 보면 별 것 아닌 것 같기도 한데, 실천하고 안 하고의 차이는 매우 크다.

좋은 습관이 명품 어깨를 만든다

현대인의 어깨가 위험하다

사무직 근로자의 상당수가 업무에 몰두한 나머지 컴퓨터 모니터만 뚫어져라 쳐다보고 있다. 그것도 바르지 못한 자세로 말이다. 등과 허리는 구부정하고, 목은 거북처럼 앞으로 쭉 내밀고 있으며, 다리는 꼬고 앉아 있으니 척추와 관절이 안 아픈 게 이상할 정도다.

다시 말해 의자, 책상, 모니터의 높이나 위치에 사람이 맞춰진 꼴이다. 당연히 내 몸에 맞게 해야 한다. 마치 자동차 운전석에 앉으면 시트, 핸들, 사이드 미러의 높이와 방향을 내 몸에 맞추듯이.

오른쪽 사진은 너무도 유명한 오귀스트 로댕의 작품 '생각하는 사람'을 필자가 흉내 낸 것이다. 깊은 생각에 잠겨 뭔가에 몰입하고 있는 듯하다. 우선 자세를 유심히 보라. 자세가 좋지 않다. 구체적으로 보면 구부정한 등과 허리, 머리를 앞으로 내밀고 있는 거북목이 척추에 많은 무리가 될 것 같다.

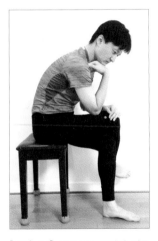

[그림 4.1] 오귀스트 로댕의 작품 '생각하는 사람'을 필자가 흉내 낸 것이다.

그럼 팔은 또 어떤가? 손등으로 턱을 괴고 있다. 어깨, 팔꿈치, 손목, 손에 이르기까지 여러 가지 문제가 생길 가능성이 높은 나쁜 자세다. 사진의 작품성이 아니라 오로지 자세만 놓고 봤을 때 그렇다는 얘기다.

220

필자가 직접 흉내 내는 동안에도 몸이 찌뿌드드한 것을 느꼈을 정도다. 이와 같이 나쁜 자세가 지속된다면 척추와 관절에 문제가 생길 것은 불을 보듯 뻔하다.

자세와 어깨는 어떤 관계가 있을까?

다음 사진처럼 구부정한 자세를 하게 되면 어깨 관절 주위에 있는 회전근개 근육과 힘줄에 혈액순환이 잘 안 된다. 혈액을 통해서 각종 영양소와 산소가 운반되는데, 피가 잘 안 통하게 되면 어깨 관절과 그 주변에 영양과 산소 공급에 문제가 생긴다. 그래서 근육과 힘줄에 저산소증으로 인해 힘줄의 퇴행성 변화와 힘줄에 석회가 끼는 석회성 힘줄염의 발

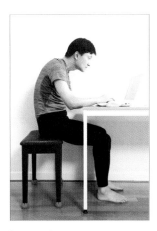

[그림 4.2] 나쁜 자세로 컴퓨터 작업 중인 사무직 근로자

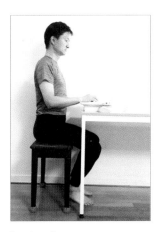

[그림 4.3] 바른 자세로 앉아서 업무를 보고 있다.

좋은 습관이 명품 어깨를 만든다

생 위험이 높아진다.

이렇게 바르지 못한 자세는 어깨 주변의 근력 약화와 함께 비대칭을 유발해서 통증의 원인이 된다.

고도의 산업사회가 되어가면서 남녀노소 불문하고 컴퓨터와 스마트폰과 같은 IT 기기가 일상생활에서 보편화되고 있다. 스마트폰이 없으면 불안, 초조에 시달리는 일명 '스마트폰 중독자'가 늘어나고 있다.

스마트폰의 편리함이 매우 크지만, 나쁜 자세로 사용하면 신체에 미치는 악영향도 크다. 바르지 못한 자세로 장시간 사용하게 되면 척추와 관절에 무리가 되는 것부터 시작해서 안구건조증, 불면증 등에 이르기까지 다양한 부작용이 증가 추세에 있다. 여러 가지 부작용 중 하나가 나쁜 자세로 인한 척추와 관절의 통증이다.

자세가 나쁠 때 가장 큰 영향을 받는 곳은 척추와 관절이다. 우리 몸의 대들보인 척추가 곧지 않고 틀어진다면 척추와 연결되어 있는 어깨, 골반과 같은 관절도 덩달아 문제가 생긴다.

오른쪽 사진은 거북목, 새우등을 하고 있는 나쁜 자세에다 어깨가 앞쪽으로 굽은, 일명 '라운드 숄더(Round shoulder)'를 하고 있다. 이렇게 되면 가슴과 어깨 앞쪽에 있는 근육들은 길이가 짧아져서 오그라드는 반면, 등 근육들은 팽팽하게

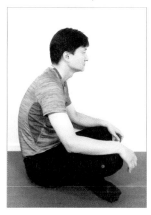

[그림 4.4] 등허리가 구부정한 나쁜 자세로 바닥에 앉아 있다. 가급적이면 의자 생활을 권한다.

되어 긴장상태가 된다. 이런 자세로 오랜 시간이 지나면 나중에 바른 자세를 하려고 해도 아파서 하기 힘든 지경이 된다.

이럴 때는 팽팽하게 긴장된 근육에 생리식염수 주사만 맞아도 근육이 이완되고, 길이가 짧아진 근육이 늘어나면서 가슴 근육과 등 근육의 균형이 맞춰진다. 거기에 재활운동 치료를 병행하면 굽었던 어깨가 펴질 수 있다.

필자의 전문 진료 분야가 어깨 관절이기에 어깨가 아파서 오는 환자분들이 대부분이다. 이분들을 진찰하다보면 어깨 자체에 문제가 있는 경우도 있지만, 상당수는 나쁜 자세로 인해 일자목, 거북목, 새우등과 같은 척추의 문제가 같이 있는 경우가 많다.

이와 같은 경우에 오십견과 같은 어깨 관절과 함께 척추 문제까지 동시에 치료하여 바른 자세로 거듭나게 해야 하는 어려움이 있는 반면, 다행히 척추와 어깨 관절이 서로 연계되어 있어서 하나만 잘 치료해도 나머지 하나의 치료에 긍정적인 영향을 미치므로 마냥 어렵지만은 않다.

바른 자세를 습관화해놓지 않으면 호시탐탐 기회를 노리고 있던 나쁜 자세들이 은연중에 들어와서 내 몸에 배게 된다. 따라서 바른 자세를 꾸준히 유지하는 것이야말로 척추는 물론 어깨 건강에도 기본임을 잊지 말아야겠다.

나쁜 자세가 어깨 통증을 일으킨다

어깨 관절은 목, 등과 연결되어 있어서 척추가 휘거나 뒤틀리면 어깨도 직접적으로 악영향을 받는다. 어깨가 아픈 사람은 목이나 등에도 문제가 있을 가능성이 높다. 그 반대도 마찬가지다. 골반이 틀어질 경우 허리, 등을 통해 어깨까지 악영향을 미쳐 결국 온몸의 척추와 관절의 균형이 깨진다. 어깨가 틀어져도 골반과 척추에 악영향을 미친다.

이러한 상황에서 현대인들은 목 디스크, 허리 디스크, 회전근개 힘줄 파열 등 큰 병으로 이어질 가능성이 높아지고 있다.

사무직 종사자와 같이 컴퓨터를 많이 사용하는 사람들은 모니터를 멀찌감치 두고, 거북처럼 턱과 목을 내밀고 등을 웅크린 채 팔을 뻗어 타이핑을 하거나 사무를 보는 경우가 많다. 이와 같은 자세는 자그마치 10kg에 달하는 머리와 목의 무게를 뒷목, 등, 어깨에 있는 근육이 감당해야 하므로 쉽게 피로해지고 약해진다.

이렇게 잘못된 자세에서 오랫동안 반복적으로 하는 작업은 근육이 긴장한 나머지 딱딱하게 뭉치게 되어 혈액순환에 지장이 생긴다. 그러면 산성화된 혈액에 노폐물이 쌓이게 되어 통증을 유발한다.

자세는 습관화되는 경향이 있기에 마음먹고 고치지 않으면 수년에 걸쳐서 만성 통증이 되므로 하루 빨리 고치는 것이 상책이다. 뿐만 아니라 자신감이 없어 보이는 등 겉모습도 좋지 않다.

내 몸을 살리는 일상생활 노하우

어깨 관절과 날개뼈를 사방으로 둘러싸고 있는 근육들의 상당수는 척추와 연결되어 있다. 그래서 자세가 나쁘면 척추뿐 아니라 어깨 관절도 영향을 받을 수밖에 없다.

다음은 내 몸을 망치는 나쁜 습관과 그 해결책이다.

❶ 바르게 앉자

바르지 못한 자세는 척추와 골반은 물론 관절까지 잡아주는 코어 근육 (속 근육으로서 주로 자세를 유지하는 역할을 함)을 약하게 하여 우리 몸의 균형을 깨뜨려 급기야 척추와 관절 통증을 유발한다.

따라서 의자에 앉을 때는 일명 '오리궁둥이 모양'(엉덩이를 등받이에 닿을 정도로 깊숙이 넣음)을 한 다음, 허리를 곧추세우면 정상적인 허리의 C자 곡선이 만들어진다. 무릎과 발목은 각각 직각이 되도록 하고, 무릎과 발이 너무 벌어지거나 모이지 않도록 한다. 다리를 꼬고 앉아서도 안 된다.

❷ TV를 보는 바람직한 자세

소파에 옆으로 비스듬히 누워서 한 손에 리모컨을 쥔 채 채널을 돌려가며 TV를 보는 자세는 나쁘다. 심지어 거기서 잠들기까지 한다면 척추와 관절에 상당한 스트레스를 주는 것이다. 필자도 과거에 1시간 가량 자다 일어났는데 두들겨 맞은 것처럼 힘들었던 기억이 있다.

따라서 TV를 볼 때는 엉덩이를 소파 깊숙이 넣고, 등, 허리에 쿠션을 받쳐서 척추를 곧게 세우는 것이 좋다. 허리와 등을 비스듬히 뒤로 기대면 고개를 숙여야 하므로 목에 좋지 않기 때문에 척추를 바로 세우는 것이 중요하다.

❸ 컴퓨터 할 때는 자세를 정확히 잡은 다음 하자

엉덩이를 의자에 깊숙이 넣고 허리를 의자 등받이에 붙인 다음, 의자 높이를 조절하여 모니터 상단을 눈높이로 맞춘다. 그러면 보고자 하는 화면이 시선을 5~10도 아래로 향하게 되어 눈을 치켜뜰 필요 없이 자연스럽게 된다.

또한 키보드에 팔을 올렸을 때 손목과 팔꿈치가 수평을 이루도록 조그마한 받침대를 손목 아래에 두면 좋나.

❹ 피곤한 사무직의 휴식 노하우

일하다가 잠시 쉴 때, 책상에 손 베개를 하고 고개를 한쪽으로 돌린 채 엎드리지 말자. 목과 어깨 주변 근육이 뒤틀리면서 근육통이 생길 수 있다.

따라서 등, 허리에 쿠션을 대어 등허리가 뒤로 넘어갈 정도로 쫙 펴지게 한 채 기대어 5~10분 정도 쉬는 것이 좋다. 그보다 더 좋은 것은 제자리에 서서 척추와 관절을 가볍게 스트레칭하는 것이다.

226

❺ 가방은 양쪽 어깨에 메자

한쪽 어깨에 가방을 메면, 특히 무게가 제법 나가는 경우에는 가방을 멘 어깨가 올라가는 경우가 많다. 그러면 근육이 긴장하여 비틀리기 시작한다. 따라서 가급적 양쪽 어깨로 가방을 메고, 가방끈 길이도 최대한 짧게 해서 가방이 등에 붙도록 하면 좋다.

❻ 책을 읽을 때는 독서대를 이용하자

책상 위에 펼쳐 놓은 책을 보려면 고개를 숙여야 하므로 머리 무게를 감당해야 하는 뒷목과 어깨 근육들에 부담이 된다. 필자도 예전에는 그렇게 공부했는데 공부한 지 얼마 되지 않아서 뒷목을 주무르곤 했던 기억이 있다. 독서대를 이용해서 책을 45도 정도 세우면 목과 어깨에 부담을 줄일 수 있다.

❼ 지혜로운 하이힐 이용법

오랜 기간 또는 한 번에 장시간 하이힐을 신으면 발이 변형되어 무리가 올 뿐 아니라 골반도 틀어지게 된다. 또 골반 위에 얹혀 있는 척추도 휘게 되어 결국에는 목과 어깨 관절에도 악영향을 미치므로 가급적 삼가야 한다.

하이힐을 굳이 신어야 한다면 필요할 때만 신으면 된다. 조금 번거롭긴 하지만, 하이힐을 들고 가서 신어야 할 장소에서만 신는 것도 한 방법이다.

좋은 습관이 명품 어깨를 만든다

❽ 바른 자세를 생활화하고 주 2~3회 운동하자

일하는 틈틈이 목과 어깨를 돌려주며 기지개를 켜는 등 스트레칭을 습관화하여 목과 어깨 근육을 풀어주는 것이 좋다. 흥미와 몸 상태를 동시에 고려하여 운동 종목을 선택하고, 꾸준히 한다. 그러면 뼈는 물론 인대, 근육, 힘줄, 관절, 유연성, 민첩성까지 좋아져서 척추와 관절의 부상을 예방하고 퇴행성 변화를 늦춰준다.

바른 자세에 도움되는 운동으로는 필라테스, 요가, 발레 등이 있는데, 요즘은 굳이 학원에 가지 않더라도 CD나 인터넷 영상매체를 통해 얼마든지 혼자서 운동할 수 있다. 주의할 점은 욕심 내지 말아야 한다. 정확한 동작을 하면 좋겠지만, 어려운 자세나 동작은 코치나 강사를 어느 정도 흉내 내는 정도로 만족할 줄도 알아야 한다. 무리하면 부상으로 이어지기 때문이다.

이와 같이 바른 자세와 적절한 운동을 생활화하면 나이 들어서도 건강미 넘치는 균형 있는 몸이 될 것이다. 건강수명이 늘어나서 삶의 질도 높아질 것이다.

따라서 어릴 때부터 부모님으로부터 수도 없이 들었던 바른 자세를 습관화하자. 돈이 많이 드는 것도 아니고, 성의만 있으면 되니 한 번 해볼 만하지 않은가.

내 어깨를 **살리는** 운동,
망치는 운동

　새해 목표 중에서 '운동하기'는 대부분 들어간다. 그래서 연말과 연시에 헬스클럽은 이러한 추세에 발맞추어 연간 회원권 프로모션을 진행하고, 운동을 해야겠다고 결심한 사람들이 연간회원으로 등록하는 경우가 많다고 한다.

　요즘 '몸짱'이 대세다. 저녁이면 헬스장, 요가, 필라테스, 순환운동, 크로스핏 등으로 몰려들고 있다. 저녁이 되면 넓은 홀에서 댄스음악과 더불어 많은 사람들이 분주히 움직이고 있다.

　준비운동을 하는 매트 위에서 몸 푸는 이, 즐비하게 늘어선 런닝머신 위를 음악과 동영상을 보면서 달리는 이, 트레이너의 조언과 구령에 맞춰 근력운동 기구에 힘을 쏟는 이들이 있다. 그리고 에어로빅, 줌바, 스피닝 등으로 이름 붙여진 방에는 20명 전후로 모여서(대부분이 여자) 강한 비트의 댄스음악과 코치의 기합소리에 맞춰 마치 국가대표인 양 구슬땀을 흘리는 진풍경이 연출된다. 이 정도면 열풍을 넘어 광풍이다.

과연 안전하게 운동하고 있는 걸까?

운동하는 목적은 개인마다 다를 것이다. 당뇨병, 고혈압, 고지혈증과 같은 성인병이 있어서 몸관리 차원에서 하는 사람, 살 빼기 위해서 하는 사람, 몸짱이 되려고 하는 사람, 특별히 아픈 데는 없지만, 이제부터는 건강관리 차원에서 운동을 해야겠다는 생각이 들어서 하는 사람 등 다양하다.

김모 씨(남, 70대)는 수십 년간 꾸준히 다져온 몸매로 노익장을 과시하는 분이다. 운동하다가 어깨가 아프면 필자의 병원에서 물리치료를 받곤 하신다. 하루는 갑바 운동을 많이 했더니 가슴 근육이 뻐근하다고 해서 단순 근육통으로 생각하고 물리치료를 처방했다.

그런데 치료가 끝난 후에 오히려 더 아프다고 하셔서 얼굴을 보니, 식은땀을 흘리고 계셨다. 혹시나 하는 생각에 인근에 있는 강남세브란스병원으로 급히 모셨다. 아니나 다를까 응급실에서 급성 심근경색으로 진단되어 부랴부랴 막힌 심장혈관을 뚫는 시술을 받으셨다. 며칠 후 건강한 모습으로 퇴원한 김씨는 필자를 찾아와서 죽을 뻔했다며 안도의 한숨을 내쉬셨다.

심근경색은 초기에 빨리 치료하지 않으면 즉사할 수 있는 매우 위험한 질환이다. 갑바 운동뿐 아니라 운동 후 가슴이 아프면 심근경색과 같이 위험한 상황이 올 수도 있음을 명심하자. 필자는 그때를 생각하면 지금도 아찔한 생각이 든다.

필자가 예전에 헬스클럽을 다닐 때의 일이다. 필자의 전공이 재활의학, 스포츠의학인 만큼 근육, 힘줄, 인대, 신경에 대해서는 잘 알고 있고, 정확하고 효율적이며 안전한 운동법에 대한 지식으로 중무장한 채 운동에 나섰다.

그러나 얼마 지나지 않아 욕심이 슬슬 생기면서 원칙을 잘 못 지켰다. 이두박근과 삼두박근을 키우려고 무게와 횟수를 늘리는데 몰두하다가 무리하는 바람에 손목과 팔꿈치에 힘줄염이 생겨 2개월 정도 치료적 재활운동을 했던 기억이 있다. 열심히 하는 것 못지않게 정확하게 하면서도 안전히게 하는 절제의 미학이 필요하다. 항상 욕심이 문제다.

어떻게 하면 부상 없이 효과적으로 운동할 수 있을까?

어느 날, 건강해 보이는 20대 아가씨가 어깨가 아프다며 필자의 병원에 찾아왔다. 며칠 전 동료와 벤치프레스 배틀을 하다가 이겼는데, 그 다음날부터 팔을 움직일 때는 물론이고 가만히 있어도 어깨가 쏙쏙 쑤신다고 하였다.

진찰을 해보니 전형적인 어깨 충돌증후군이 의심되었다. 엑스레이를 찍었으나 문제가 없어서 초음파 검사를 해보니 다음 사진과 같이 점액낭이 많이 부어 있는 특징적인 점액낭염의 소견만 있었고, 다행히도 회전근개 힘줄의 문제는 없었다. 바로 소염제를 투여하고 나니 어깨가 한결 부드럽다고 하면서, 자기가 이렇게 될 줄은 몰랐다면서 이제 무리하지 말아야겠다며 겸연쩍어했다.

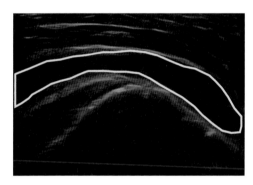

[그림 4.5] 시커멓게 부어서 두꺼워져 있는 전형적인 윤활주머니의 염증 소견이다(노란색으로 칠한 부분).

대부분 헬스클럽의 계약서나 약관을 보면 연간회원의 경우 부상, 출장 등의 개인 사정으로 1년 중 2~3개월 정도 쉴 수 있고, 쉰 기간만큼 연장해준다는 내용이 있다. 운동하다가 다치는 사람에 대한 배려가 약관에 있다는 것은 부상자가 꽤 있음을 간접적으로 알 수 있다. 실제로 부상으로 휴회하는 사람도 꽤 있다. 심지어 트레이너도 부상으로부터 자유롭지 못하다.

따라서 운동을 시작할 때 가벼운 체조와 걷기(제자리 걷기) 등으로 몸을 데운다. 이어서 스트레칭으로 관절과 근육 인대를 유연하게 한 다음 본격적인 운동을 한다. 잠시 쉬었다가 정리운동을 한 다음 가벼운 스트레칭으로 마무리 운동을 하면 안전하게 운동할 수 있다.

바른 자세는 운동할 때도 필요하다

대개 바벨, 덤벨과 같은 어깨 운동을 처음 시작하거나 배울 때는 코치의 설명과 안내에 따라 정확한 자세로 하려고 노력을 한다. 그러나 시간이 지나면서 흐지부지해진다. 정확하게 하지 않으면서도 잘하고 있다고 굳게 믿는다. 정확성보다는 중량이나 횟수에 집착하게 된다. 이렇게 되면 운동의 효율성이 떨어지고 부상의 위험이 커진다.

또한 부상을 당하고서도 왜 다쳤는지 모르게 된다. 그러면 나중에도 똑같은 부상을 반복할 가능성이 높다. 자세가 나쁘면 똑같은 운동을 해도 더 힘들고 빨리 지친다. 운동할 때 바른 자세는 가장 효율적이고 부상이 적으며 보기에도 좋은 자세일 것이다.

우리가 운동을 배울 때 기본기를 다지는 자세를 반복해서 연습하는 이유도 바로 이 때문이다. 또한 나쁜 자세로 운동하면 몸의 균형이 깨지면서 여기저기 아프기도 하고 부상의 위험도 높다. 폼생폼사라고 하는 말이 있듯이 운동에서는 자세가 매우 중요하다고 보면 되겠다. 가끔은 코치에게 내가 잘하고 있는지 피드백을 받자. 운동은 정확하게 해야 안전하고 효율도 높다.

한편, 아무리 바른 자세라 할지라도 한 자세를 오래 유지하는 것은 무리가 따른다. 운동도 마찬가지다. 특히 골프와 같이 한쪽 방향으로만 스윙이 이루어지는 운동은 자세가 좋다 하더라도 무리가 올 수밖에 없다.

때로는 균형을 맞추기 위해 많이 사용하는 방향의 반대쪽으로 스윙 연습을 할 필요도 있다. 그래서 오른손잡이인 필자는 가끔 연습장에서 왼손 타석에 들어가서 몇 번씩 스윙을 하곤 하는데, 하고 나면 마치 틀어진 몸의 균형이 맞춰지는 듯이 매우 편안함을 느낀다.

잘 먹는 것도 필요하다

다른 운동에서와 마찬가지로 어깨 운동도 시작 전에 탄수화물을 어느 정도 섭취하는 것도 필요하다. 배고프지 않을 만큼 먹고 1시간 정도 후면 소화가 충분히 된 상태에서 준비운동부터 시작하면 좋다.

배고픈 상태에서 운동을 시작하게 되면 운동에 필요한 에너지를 근육에서 가져다 쓰기 때문에 근육양이 줄어든다. 이렇게 되면 근력과 지구력이 떨어져서 운동을 하면 할수록 체력이 고갈되어 오히려 부상의 위험이 높아진다. 그 밖에도 3대 영양소를 포함하여 균형 잡힌 식사가 중요함은 물론이다.

아플 때는 운동하지 말아야 하나?

결론부터 말하자면 그럴 수도 있고, 아닐 수도 있다. 개인의 상황에 따라 다르다. 무리한 운동 후 어깨가 아프다면 수영, 배드민턴, 스쿼시 등과 같이 팔을 휘두르는 동작은 안하는 것이 좋다. 또한 막연히 '괜찮아지겠지'라고 속단하지 말고 어깨 전문의에게 정확한 진단을 받는 것이 우선이다.

큰 문제가 없다면 운동 강도와 시간을 줄이기만 해도 좋아질 수 있으니 스스로 조절하면 된다. 문제가 있다면 그 정도에 따라 평소 운동과 달라야 한다. 심각하다면 운동을 쉬어야 할 수도 있지만, 그 정도가 아니라면 치료적 재활운동을 해야 한다.

재활운동은 환자의 상태에 맞춰 운동의 종류, 방법, 강도, 횟수, 시간 등에 대해 처방받은 프로그램대로 하는 것이다. 부상에서 회복하기 위한 재활운동 치료인 만큼 건강한 사람이 더 건강하기 위해 하는 운동과는 다르다. 주기적으로 어깨 전문의에게 어깨 상태를 점검받아가면서 재활운동 치료를 하면 무리 없이 정상 어깨가 될 수 있을 것이다.

과유불급은 운동에도 적용된다. 무리하지 말고, 욕심내지도 말자. 천천히, 정확하게, 꾸준히 하면 고혈압, 당뇨병, 고지혈증 같은 성인병을 예방 또는 치료할 수도 있고 근력, 지구력, 체력을 키울 수 있으며, 마음의 평화도 얻을 수 있다. 천천히, 꾸준히 하면 경주에서 이긴다(Slow and steady wins the race)고 했듯이.

어깨 관절에 **좋은 음식**,
나쁜 음식, 담배, 술, 카페인

뭘 먹어야 어깨 관절에 도움이 될까? 어떤 음식이 어깨 관절에 나쁠까?

건강한 어깨가 되려면 기본적으로 필요한 4가지가 있다. 첫째, 바른 자세를 생활화하고, 둘째, 어깨를 무리하게 사용하지 않으며, 셋째, 적절한 운동으로 근력을 키우고 관절 운동범위를 유지하며, 넷째, 뼈, 힘줄, 인대, 근육으로 만들어진 어깨 관절에 도움되는 식습관을 갖는 것이다.

우선 바른 자세로 척추와 관절을 바로잡는 기초를 튼튼히 해놓은 다음, 무리하지 않으며 어깨에 도움되는 운동을 잘 실천하는 것만 해도 어깨 건강의 중상위권을 유지할 수 있다. 여기에다 올바른 식습관까지 갖춘다면 어깨 건강의 완성본이 되는 셈이다.

그런데 처음 3가지는 조금만 신경 쓰면 어느 정도 잘할 수 있으나 마지막으로 음식 조절하는 것은 기본 욕구이기 때문에 알면서도 실천하기 여간 어려운 일이 아니다.

균형 잡힌 식사가 건강한 어깨 관절을 만든다

"오늘 먹는 음식이 미래의 건강 상태를 결정한다"는 말이 있다. 무엇을 먹느냐가 매우 중요하다. 먹는 방법도 중요하다. 꼭꼭 씹어 먹어야 하는 것을 알면서도 바쁘다는 이유로 씹는 둥 마는 둥 하면서 그냥 삼켜 버리곤 한다. 음식물을 잘게 부수지 못하게 되니 소화과정에도 무리가 되는 것이다. 균형 잡힌 음식을 꼭꼭 씹어 먹자.

5대 영양소로 불리는 단백질, 탄수화물, 지방과 미네랄(인체에 필요한 매우 적은 양의 무기질 영양소로서 칼슘, 인, 나트륨, 구리, 아연 등이 있다), 비타민이 포함된 균형 잡힌 식사를 해야 한다. 골고루 먹으면 된다.

필자의 클리닉을 방문하는 대다수의 어깨 통증 환자들이 치료를 받는 과정 중에, 어깨 건강에 도움이 되는 음식과 그렇지 않은 음식에 대해서 설명을 드리는데 그것을 바탕으로 적어 보겠다.

팔을 들고 내리고 돌리는 어깨 관절을 움직이는 실세는 뼈가 아니라 근육이다. 근육의 수축과 이완으로 관절이 움직이는 것이다. 그래서 근육이 탄탄하여 관절을 잘 잡아주면 관절 건강에 청신호다. 따라서 근육의 역할이 중요하다.

근육은 충분한 단백질 섭취와 꾸준한 운동을 통해서 만들어진다. 단백질은 고기를 먹어도 되지만, 콜레스테롤이나 중성지방 수치가 높은 사람은 피해야 한다. 이런 경우에는 생선이나 식물성 단백질을 충분히 먹는 것도 방법이다. 그 대표적인 것이 콩이다.

콩은 섬유질이 풍부하여 변비에 도움이 되고, 혈압과 콜레스테롤 수치를 낮추기도 하는 단백질을 포함한 영양 성분이 골고루 함유된 건강식품이다. 그래서 필자도 콩, 두부 등을 매우 즐겨 먹는다. 그런데 고기와 거의 같은 식감인 콩 불고기를 먹어보고 감탄을 금치 못했던 적이 있었는데, 나중에 알고 보니 순수한 콩으로만 만들어진 게 아니라 여러 조미료가 들어간 통조림 콩고기여서 적잖이 실망했던 기억이 난다.

가공된 콩고기는 고기와 흡사한 맛을 내기 위해 설탕을 비롯한 인공조미료가 들어갔을 수도 있으니 채식주의자와 같이 자연식을 추구하는 사람들은 콩고기를 사기 전에 어떤 성분이 들어 있는지 확인하는 것이 좋다. 그 이후로 필자는 확실한 자연식으로 콩, 낫토, 청국장, 두부를 매우 담백하게 만들어 먹는다. 근육을 위한 먹을거리로는 단백질이 필요한 만큼 양질의 단백질 섭취가 중요하다.

2015년 국민건강 영양조사에 따르면, 우리 국민들의 칼슘 섭취량은 권장 섭취량의 2/3 정도로 부족했고, 나트륨은 목표 섭취량의 2배로 너무 많이 섭취했다. 한국인에게 부족한 '칼슘', 한국인에게 넘치는 '나트륨'이 뼈 건강에는 치명적이다.

칼슘이 부족하면 뼈가 약해지고 관절 연골에 무리가 갈 수밖에 없다. 나트륨을 많이 먹으면 소금 성분이 뼈에서 칼슘을 빠져나가게 한다. 따라서 적은 칼슘 섭취량과 많은 나트륨 섭취량은 뼈에 이중으로 악영향을 미친다.

또한 나트륨을 많이 먹으면 염분이 물을 끌어당기기 때문에 혈관의 압력이 높아져서 고혈압 발생 위험이 높아지게 되므로 이 또한 건강에 적신호다. 짠 음식을 덜 먹어서 나트륨 섭취를 줄이고, 우유, 치즈, 요구르트, 멸치, 깻잎 등을 잘 챙겨 먹으면 부족한 칼슘을 보충할 수 있다. 더불어 칼륨이 풍부한 식품(미역, 김, 다시마)을 함께 섭취하면 나트륨을 배출하고 칼슘의 재흡수를 돕기 때문에 뼈와 관절 건강에 도움이 된다.

그 밖에 어깨, 무릎 관절과 같이 연골이 있는 관절 건강에 도가니탕, 족발이 좋다고들 한다. 관절염과 같이 연골에 문제가 있을 때 연골 성분을 먹으면 좋을 것이라는 생각이다. 아직까지 의학적으로 검증된 것은 아니므로 어쩌다 한 번 먹으면 몰라도 일부러 찾아서 먹을 이유는 부족하다.

한편, 필자의 클리닉에 내원하는 환자 중에 골다공증이 있는 경우 피검사 결과를 보면 비타민 D가 부족한 경우도 대부분이다. 비타민 D는 칼슘이 몸에 잘 흡수되도록 하는 영양소다. 그래서 비타민 D가 부족한 경우 보충해야 한다.

비타민 D는 하루에 30분~1시간 정도 햇볕만 쬐어도 생성된다. 한여

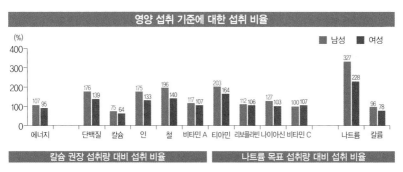

[그림 4.6] 한국인에게 부족한 '칼슘', 한국인에게 넘치는 '나트륨'

출처: 《2010 한국인 영양 섭취 기준》(개정판)(한국영양학회, 2010)

름이나 한겨울과 같이 외출하기 어려울 때는 창을 열어놓고 팔과 다리에 햇볕을 쬐면 된다.

그런데 산책하는 분들을 보면 햇볕이 몸에 닿을까봐 머리와 얼굴은 진한 선캡, 선글라스, 얼굴 가리개를 하고, 팔에는 토시를 끼고 장갑까지 끼고 있다. 얼굴은 가리더라도 팔다리를 노출하면 비타민 D를 충분히 만들 수 있다. 그렇지 않으면 먹거나 주사로 맞는 비타민 D로 보충해야 한다. 이렇게 하느니 햇볕에 팔다리를 노출하는 게 낫지 않을까.

흡연은 질병, 치료는 금연

담배가 몸에 해롭다는 것을 모르는 사람은 없을 것이다. 그럼에도 흡연자들은 눈총받아가면서까지 담배를 피우곤 한다. 바꿔 말하면 담배 끊기가 무척 어렵다는 얘기다. 니코틴 중독 때문이라고도 한다.

담배가 몸에 해롭고 위험한 것도 알지만, 흡연자들에게는 별로 와 닿지 않는 것 같다. 정부가 금연 정책으로 담배 가격을 올리기도 했지만, 세금만 많이 걷는다는 원성의 목소리도 있다. 그래서 얼마 전부터 시행하고 있는 국민건강증진법에 따라 담뱃갑에 담배의 해로움을 담은 경고 그림을 넣었는데, 이것이 흡연자들의 마음을 움직여 효과적인 금연 정책이 되길 기대해 본다.

담배가 어깨 관절에 나쁜 이유는?

담배가 어깨 관절을 포함한 척추와 관절에 통증을 유발하고, 그 기능에도 악영향을 주는 것으로 알려져 있다. 이유가 뭘까?

담배를 피우면 담배 성분 중에서 의존성과 중독 증세를 일으킬 수 있는 니코틴이 혈관을 강력하게 수축시킨다. 그러면 혈액순환이 안 되어 우리 몸의 각종 장기 및 조직으로 가는 산소와 영양 공급에 지장을 준다. 이로 인해 장기와 조직의 기능에 악영향을 미친다. 또한 흡연하면서 발생하는 일산화탄소도 연탄가스 중독까지는 아니지만, 산소 공급에 지장을 준다.

김인천 등의 연구자가 2014년 《가정의학》에 발표한 논문에 따르면, 어깨 통증이 흡연과 밀접한 관계가 있음을 알 수 있다. 그 내용을 보자.

심한 어깨 통증을 유발하는 회전근개 파열과 흡연과의 관계를 보면, 흡연자가 비흡연자보다 회전근개 파열 발생 위험이 1.74배 높았다. 흡연은 회전근개 파열의 정도와도 관련이 있다. 파열의 범위가 크고 통증이 심하여 수술을 필요로 하는 광범위 파열도 흡연자에서 무려 40%나 발생한 것과 대조적으로, 비흡연자에서의 발생률은 겨우 5.4%에 불과했다.

한편, 어깨에 불이 날 정도로 아프다고 하는 석회성 힘줄염에서도 비슷한 경향을 나타내고 있다. 현재 흡연자는 비흡연자 및 과거 흡연자보다 석회성 힘줄염의 발생 위험이 5.53배로 더 높았다. 이처럼 흡연은 회전근개 파열, 석회성 힘줄염과 같이 극심한 어깨 통증을 일으키는 질환의 위험 요인이다. 이렇듯 흡연은 발암물질에 노출되는 것뿐 아니라, 어깨 질환과도 밀접한 상관관계가 있기에 건강한 어깨를 위해서는 금연을 해야 할 이유가 충분하다.

담배는 개인의 기호, 취향이어서 선택할 수 있다. 그러나 백해무익이라고 알려져 있다. 물론 흡연자들은 심리적으로 도움된다면서 담배를 계속 피우고 있다. 사회적으로도 금연거리가 조성되고, '흡연은 질병, 치료는 금연'이라는 슬로건 아래 의료기관에서도 흡연자를 위한 체계적인 금연 치료가 이루어지고 있는 등 제도적으로도 금연을 돕고 있으니 흡연자들은 이번 기회에 담배에게 이별을 고하는 것은 어떨까.

어깨 관절 건강에 술은 어떨까?

담배가 어깨 관절 건강에 절대적으로 나쁜 것과 달리 약간의 술은 괜찮을까? 결론은 안 괜찮다.

어깨에 아무런 문제가 없는 사람이라면 약간의 술은 어깨에 별 영향이 없을 수 있다. 그러나 오십견, 회전근개 파열, 석회성 힘줄염과 같이 많이 아파서 치료를 받을 때는 물론이고, 어깨가 삐끗했을 때도 몸에서 염증이 생긴 상태이기 때문에 술은 도움이 안 된다.

술이 아픈 어깨에 도움이 안 되는 이유

어깨 근육과 힘줄에 손상이나 퇴행성 변화가 오면 염증 반응으로 힘줄이 심하게 붓게 되는데, 치료의 원칙은 심하게 부어오른 힘줄과 근육에 염증을 가라앉히는 것이다.

그런데 치료받으면서 술을 마시면 염증이 더 심해져 오히려 더 아프게 된다. 병 주고 약 주는 꼴이다. 이렇게 되면 치료 효과는 거의 없다고 봐야 한다.

환자들 중에 많이 아플 때는 "술 한 잔 먹고 푹 자는 게 좋다"고 믿는 사람이 있다. 이런 생각은 위험하다. 술에 취하면 알코올의 마취 효과로 인해 덜 아프긴 하지만, 술이 깨면 오히려 더 아파서 부랴부랴 필자의 클리닉을 찾아오는 경우도 꽤 있다.

어깨 관절에 치료를 받게 되면 주사를 맞고 약도 먹는데, 이 과정에서 술을 마시면 우리 몸의 해독 장기인 간에 무리가 간다. 술은 알코올이라는 일종의 약물이기 때문에 약물 상호 작용으로 문제가 생길 수도 있으니, 어깨 관절 치료를 받고 있는 환자는 반드시 금주해야 한다.

가끔 직장인들 중에서 오늘은 부서 회식이라 직장의 수직적 조직문화로 인해 반드시 폭음할 수밖에 없다는 환자들을 볼 때면 안타깝기 짝이 없다. 그리고 우리나라의 술문화를 볼 때 한두 잔 마시는 것이 쉽지 않으니, 어깨의 건강을 넘어 몸의 건강을 생각한다면 절주해야 하지 않을까.

어깨 관절 건강에 커피는 어떨까?

　큰길가에는 물론 작은 골목상권에서도 카페가 우후죽순으로 생겼고, 지금도 계속 생기고 있다. 커피는 우리의 일상생활에 깊숙이 들어와 있다. 종류, 향, 맛도 매우 다양하여 분위기에 어울리는 커피를 만들고 즐기는 것이 당연하게 된 지도 이미 오래다.

　커피는 어깨 관절 건강에 어떤 상관관계가 있을까? 직접적으로 연관된 근거는 없다. 그러나 커피의 카페인 성분이 우리 몸의 뼈에서 칼슘을 밖으로 나가게 한다. 뼈가 약해지는 골다공증의 위험이 높아질 수도 있다. 그럼 어떻게 하면 될까?

　먹는 음식으로서 대부분 조절할 수 있다. 앞서 얘기한 바와 같이 우리 국민의 칼슘 섭취량이 필요량의 2/3에 불과하다고 했다. 그래서 칼슘 보충이 필요하다. 보충 방법은 건강보조식품을 먹는 것보다는 우유, 치즈, 요구르트, 멸치, 깻잎과 같이 칼슘이 풍부한 음식을 먹는 게 낫다. 그 밖에도 빠져나가는 칼슘의 재흡수를 돕기 위해 미역, 김과 같이 칼륨이 많은 음식도 도움이 된다.

　또 하나의 방법은 칼슘이 몸에 잘 흡수될 수 있도록 비타민 D를 보충하는 것이 좋다. 다행히도 비타민 D는 햇볕만 충분히 받아도 만들어지므로 외출할 때 팔과 다리를 노출하면 된다.

　커피 외에도 카페인을 포함하는 것으로 홍차, 녹차, 콜라, 초콜릿 등이 있다. 이들 또한 커피와 마찬가지로 뼈에서 칼슘을 빠지게 하므로 주의가 필요하다.

카페인이 어깨 관절 건강에 도움되지는 않으나, 뼈에서 없어지는 칼슘을 음식으로 충분히 보충할 수 있다면 담배와 술처럼 금연, 금주까지는 필요 없을 듯하다. 하나의 문화로 자리잡은 커피와 차를 즐기되 양을 조절할 필요가 있다. 절제의 미학이 필요하다.

지금까지 어깨 관절에 좋은 것과 나쁜 것을 설명했다. 금연은 물론이고 술과 커피까지 마시지 말라고 하니 도대체 사는 재미가 없다고 한다. 술과 커피 없는 사회생활은 불가능에 가깝다고들 한다. 일리 있다.

그러나 적어도 치료받는 사람은 절제해야 한다. 이제는 머리로 이해한 것을 몸으로 얼마나 실천하느냐가 중요하다. 이는 오로지 당신 몫이다.

긍정 스타일,
어깨 통증 치료에도 좋다

긍정적인 생각이 좋은 결과를 만드는 씨앗이 된다고 한다. 어떤 일을 시작할 때 좋은 결과를 상상하면서 계획을 세우고 계속 좋은 말로 자기 암시를 하면서 스스로 격려하면 나태해지는 것을 막을 수 있고, 과정 중에 생기는 사소한 실패에도 느긋하게 대처하여 좋은 결과로 이어지곤 한다는 것을 모르는 사람은 없을 것이다.

성공한 사람들은 모든 일에 적극적, 긍정적으로 임하고, 목표가 정해지면 평소에 굳게 다져진 초긍정 마인드를 초석으로 삼고, 그 위에 열정과 끈기로 무장한 채 될 때까지 도전한다고 한다.

이렇게 긍정적, 적극적 방식은 어깨 통증 치료에도 고스란히 적용된다. 필자가 진료했던 환자 중에도 반드시 낫는다는 믿음을 가지고 노력했던 환자가 치료 결과가 좋았던 것을 여러 차례 경험한 적이 있고, 지금도 경험하는 중이다.

246

이를 뒷받침하는 흥미로운 연구 결과가 있어서 소개한다.

어깨 통증 치료, 마음먹기에 달렸다

분당서울대학교병원 관절센터 공현식 교수팀은 "긍정적 태도를 가진 환자가 그렇지 않은 환자보다 통증을 잘 이겨낸다"라는 내용의 논문을 정형외과 국제 학술지인《견주관절 수술 저널》에 발표했다.

공현식 교수팀은 만성 테니스 엘보(손을 많이 쓰는 사람이나 테니스와 같이 손으로 라켓을 움켜쥐는 동작을 많이 하는 사람에게서 팔꿈치 힘줄 손상 또는 퇴행성 변화로 발생하는 통증) 환자 91명을 1년간 추적 연구하였다.

공현식 교수팀은 먼저 환자를 두 그룹으로 나누었다. 첫 번째 그룹(긍정 그룹)은 '힘줄이 일시적으로 약해졌다', '회복 가능하다' 등과 같이 긍정적인 용어로 설명한 환자들이고, 두 번째 그룹(부정 그룹)은 '힘줄이 파열됐다', '끊어졌다', '영구적이다' 등 부정적인 용어로 설명한 환자들이었다.

두 그룹을 비교해보니, 긍정 그룹의 환자가 부정 그룹의 환자보다 여러 면에서 나았다. 질환에 대한 대처 능력이 긍정 그룹은 55%로 부정 그룹(33%)보다 높게 나왔고, 통증 극복 정도도 긍정 그룹이 50%로 부정 그룹(32%)보다 높게 나타났으며, 의료기관 이용도 긍정 그룹이 18%로 부정 그룹(69%)보다 덜 이용한 것으로 나타났다. 예상한 대로다.

연구 결과는 환자가 질환을 정확히 알고 긍정적 태도를 가지면 병의 대처 능력이 좋아지고 통증도 잘 이겨내며, 의료기관 이용을 덜 하게 되어 의료비를 줄일 수 있는 것이다. 큰돈 들이지 않고 긍정적 태도 하나만 있으면 좋은 점이 이렇게 3가지나 된다. 당장 실천해볼 만하다.

어깨 통증은 힘줄이 찢어져서 팔이 올라가지 않거나 하는 심각한 상황이 아닌 경우에는 무리하지 않고 어깨를 쉬면서 물리치료, 약물치료, 재생주사치료 등을 받으면 좋아지는 경우가 많다. 그래서 필자는 환자에게 설명할 때 현재 상태를 사실적으로 설명하되 가능한 한 긍정적인 표현을 많이 하려고 한다. 예를 들어 "힘줄이 퇴행성 변화로 약해져 있기에 아직 안심할 수는 없지만, 재활운동 치료를 꾸준히 하면 회복될 수 있습니다"라고 말이다.

"칭찬은 고래도 춤추게 한다"는 말이 있듯이 치료받는 동안 자신에게 격려와 칭찬을 아끼지 말자. 그렇게 하다보면 실제로 더 빨리, 더 많이 좋아짐을 느낄 수 있을 것이다.

사람 잡는 우울증이 어깨도 잡는다

정모 씨(여, 60대 중반)는 인근 대학병원에서 오십견으로 진단받았다. 운동하라는 말을 듣고 꾸준히 운동했지만 계속 아파서 지친 나머지 동네 병원에서 주사도 맞아보고 했으나, 벌써 2년 가까워 오는데도 여전히 아프다며 필자를 찾아왔다.

다른 문제가 동반되지 않은 오십견이라면 통증이 발생한 지 2년 정도 되면 좀 나아지는 것이 일반적이다. 그런데 진료실에서 처음 마주할 때 어깨도 축 처져 있고 얼굴에 힘든 기색이 역력했다. 우울한 표정 그 자체였다. 오랫동안 아프다보니 지치고 짜증이 나면서 급기야 우울증까지 왔을 가능성이 높았다.

먹는 약을 확인해 보니 종류와 양이 무척 많아서 약만 드셔도 배부를 것 같았다. 게다가 어깨는 파스로 도배하듯이 붙여 놓으셨다. '얼마나 아프셨으면 그러셨을까?' 하는 안타까움이 밀려왔다. 어깨 진찰을 해 보니 어깨를 감싸고 있는 회전근개의 근육이 말라 있었으나, 다행히 운동범위의 제한은 그리 심하지 않았다. 그래서 4주 동안 집중적으로 오십견 재활운동 치료를 시작했다.

정씨의 어깨 통증은 정서적, 심리적 요인이 상당 부분 연결되어 있었다. 그래서 정신과 치료를 병행하도록 했다. 우울증은 예상치 못하게 환자가 자살을 시도할 수도 있기에 매우 주의해야 한다.

4주간의 어깨 재활운동 치료와 정신과 치료를 같이 하면서 심리적인 안정을 찾게 된 정씨는 표정도 조금씩 밝아지기 시작했고, 운동범위와 통증도 많이 좋아져 혼자서 하는 어깨 운동을 알려드리고 치료를 마쳤다. 그리고 한동안 잊고 지내고 있었는데, 몇 달 후에 고맙다며 방울토마토를 가져온 정씨는 몰라볼 정도로 얼굴에 활력이 넘쳤다. 어깨는 아무 문제없다고 힘자랑까지 하시며 다시 태어난 것 같다고 했다. 재활을 넘어 부활한 것 같다고 농담까지 건네셨다.

정씨처럼 어깨 아픈 환자가 우울증으로 죽고 싶은 생각이 드는 정도라면, 정신과적 응급상황이다. 우울증 해결이 급선무고, 어깨 통증 치료도 병행해야 한다. 이렇듯 우리의 마음 상태는 어깨 통증과 같은 신체 질환의 치료에 알게 모르게 큰 영향을 미친다.

우울한 기분이 드는가? 안 좋은 일로 기분이 가라앉아 있으면 우선 현재 상황을 쿨하게 인정하자. 그리고 한 걸음 물러나서 현재를 객관적으로 보려고 노력하자.

그런 다음 좋았던 기억, 잘 될 것이라는 긍정적 생각들을 마음의 거울에 떠올려서 시각화해보자. 그러면 뇌도 긍정모드가 되어 선순환이 이루어지면서 기분은 좋아지고 문제가 해결되는 좋은 일들이 일어날 가능성도 높아진다. 돈 한 푼 안 드는 이 방법을 필자는 하루에도 여러 번 하고 있는데, 그 효과와 재미가 쏠쏠하다.

결국 밝고 긍정적인 마음가짐은 우리의 몸과 마음의 병도 치유하는 힘이 있을 뿐 아니라, 일상생활의 소소함에서도 행복을 느낄 수 있는 근원이다. 지금 당장 실천해보시길.

■ 단행본

• 《맞나? 오십견》, 백창희, 메디마크, 2016

• 《어깨 통증 수술 없이 벗어나라》, 박진영, 김영사, 2015

• 《허리 디스크 알면 완치 모르면 불치》, 안풍기, 느낌이있는책, 2017

• 《운동이 내 몸을 망친다》, 나영무, 담소, 2011

• 《마흔부터 시작하는 백세운동》, 나영무, 비타북스, 2017

■ 논문

• 박상균, 남명호, 윤승호 : 수압팽창술을 이용한 동결견의 치료. 대한재활의학
회지 1992; 16: No. 2

• 김준성, 권정이, 임지은, 고영진, 신재은, 정인숙, 최항준 : 동결견 환자에서 후
방 접근법에 의한 관절강내 주사요법 성공률. 대한재활의학회지 2005; 29:
No. 5

• 김준성, 권정이, 정인숙, 이원일, 임선, 김현진, 윤신미 : 동결견 환자에서 상
방 주입법을 사용한 관절강 내 주사요법의 정확도. 대한재활의학회지 2007;
31: No. 1

• 김기원, 김태욱, 이자호, 이규진, 김희찬, 정선근 : 동결견 환자에서 관절낭의
강직도의 생역학적 평가와 임상 양상과의 관계. 대한재활의학회지 2009; 33:
No. 2

- 최은석, 김준성, 이연수, 신병순, 고영진, 박세훈 : 동결견 환자의 관절조영술 소견과 관절낭 팽창파열술의 효과. 대한재활의학회지 2001; 25: No. 2
- 김준성, 권정이, 이원일, 김재민 : 동결견 환자의 관절낭 팽창술 시 수동관절운동의 부가적인 파열 효과. 대한재활의학회지 2008; 32: No. 3
- 최은석, 이연수, 양지호, 고영진, 강세윤, 신재은, 황인식, 양유진 : 유착성 견관절낭염의 자기공명영상 검사 소견. 대한재활의학회지 2002; 26: No. 2
- 권동락, 김민영, 채유진, 박준성, 김주섭, 이태임 : 한국인에서 정상인과 유착성 관절낭염 환자의 부리위팔 인대 두께 비교. 대한재활의학회지 2009; 33: No. 4
- 김인천, 유선미, 김영복, 박승국, 전영지, 정용현, 차승현, 양희호 : 어깨 통증을 호소하는 남성에서 석회성 건염 진단에 영향을 미치는 생활습관. Korean J Fam Pract 2014; 4 : 239-245
- 남기영, 문영래, 양경호 : 초음파 하 극상근 석회화 건염 주사요법. J Korean Orthop US Soc 2008; 1: 10-13
- 정웅교, 박정호, 문준규, 김호중, 이순혁 : 견관절 석회화 건염의 초음파 감시 하 다발성 천공술. J Korean Orthop US Soc 2009; 2: 74-78
- 신성일, 송경원, 이진영, 이승용, 김갑래, 김희천, 최대은 : 견관절 석회성 건염의 체외충격파 치료. J Korean Orthop Assoc 2006; 41: 865-870
- 윤승현, 곽규성, 나은우, 조계희 : 초음파를 이용한 견봉하 점액낭 내 스테로이드 주사 효과 : 두 가지 용량의 비교. 대한재활의학회지 2009; 33: No. 4
- 조강희, 지성주, 이혜진, 황선홍 : 견봉하 삼각근하 점액낭 주사 시 맹검 접근법과 초음파 하 접근법의 비교. 대한재활의학회지 2010; 34: No. 2
- 강봉구, 이양균 : 정상 성인에서 견봉의 모양, 경사도 및 견봉하 거리에 대한 연구. 대한재활의학회지 1997; 21: No. 3
- 이강우, 김재욱 : 견관절 Impingement Syndrome의 초음파를 이용한 평가.

대한재활의학회지 1999; 21: No. 6

• 김민성, 박동원, 오상향, 강봉구, 최은, 이양균 : 견봉하 감입 증후군에서 견봉의 모양, 경사도 및 견봉하 거리에 대한 연구. 대한재활의학회지 1999; 21: No. 2

• 김상범, 윤기성, 박희석, 곽현, 하남진, 박재성, 구봉식 : 견관절 충돌증후군 환자에서 초음파 소견. 대한재활의학회지 2000; 24: No. 3

• 박기영, 김영현, 이소영, 이성문 : 어깨 회전근개 파열 종류와 정도에 따른 초음파 동반 소견. 대한재활의학회지 2005; 29: No. 3

• 정현, 서정환, 고명환, 심영주 : 어깨 회전근 건염 환자에서 아프로티닌 주사 후 통증 및 기능의 호전. 대한재활의학회지 2008; 32: No. 1

• 전아영, 최은희, 유연식, 박동식, 남희승 : 견봉하 마취제를 투여한 회전근개 파열 환자의 승모근과 삼각근의 활성도. 대한재활의학회지 2010; 34: No. 3

• 박기영, 조장혁, 이성문 : 어깨 회전근 파열 정도에 따른 초음파 검사와 관절 조영술 소견의 비교. 대한재활의학회지 2006; 30: No. 4

• 안재기, 김철, 박용범 : 3차원 초음파에서 관절 조영술 전후 회전근개 파열 크기와 형태의 변화. 대한재활의학회지 2010; 34: No. 3

• 방인걸, 이정필, 김영주, 김철, 김광해, 류현우, 오재근 : 엘리트 투척선수에서 회전근개 건의 직경과 어깨의 외회전 및 내회전 근력. 대한재활의학회지 2007; 31: No. 6

• 백소라, 이희대, 이시욱, 정선근 : Arthrosonography의 유용성 및 적응증. 대한재활의학회지 2007; 31: No. 6

• 최선영, 천경아, 권오수, 김기태 : 상관절순 전후방 파열 제2 유형과 동반된 병변 : 견관절 자기공명 관절 조영 소견의 분석. 대한영상의학회지 2006; 55: 613-618

• 문철원 : 근근막 통증증후군. 대한통증학회지 2004; 17 (Suppl.): 36-44

- 김덕수, 임현술, 이종민 : 청소년들에서 근막동통증후군의 유병률과 위험요인. 대한예방의학회지 2000; 33: No. 2
- 이중호, 정강훈, 박영한 : 충격파 치료를 이용한 상부 등세모근의 근막통증증후군 치료. 대한물리의학회지 2012; 7: No. 2 183-190
- 김영호, 김이석 : 통증 유발점 주사(통증 유발점 : 진단과 치료). 대한정형통증의학회지 2015; 6: 1-7
- 안상호, 전세일, 나은우, 박은숙 : 편마비 후 견관절 수부 증후군에서 적외선 체열촬영 검사의 진단적 유용성. 대한재활의학회지 1994; 18: No. 3
- 신정빈, 김성우, 박영선, 김은혜 : 편마비 환자의 견관절 동통의 원인 및 진단 방사선 소견의 비교. 대한재활의학회지 2003; 27: No. 3
- 고명환, 김지연, 박성희, 김남균, 서정환 : 편마비 환자의 견관절 초음파 소견과 임상 양상과의 비교. 대한재활의학회지 2006; 30: No. 3
- 윤용순, 정승석, 이경아, 김제환, 임진택 : 편마비 환자에서 견관절 아탈구에 대한 견갑골 측방 주행 검사의 적용. 대한재활의학회지 2003; 27: No. 6
- 임길병, 이정아, 이홍재, 정웅태 : 뇌졸중에 의한 편마비 환자의 상지 적외선 체열검사 소견. 대한재활의학회지 2005; 29: No. 2
- 정지영, 신혜성, 한수정, 황정혜, 이청기 : 편마비성 견관절 아탈구의 상완골두 전방전위. 대한재활의학회지 2002; 26: No. 6
- 이병우, 권희규 : 편마비 환자의 견갑부 동통 : 유발 요인 및 방사선 소견. 대한재활의학회지 1997; 21: No. 1
- 이경무, 이정희, 박은희 : 견봉하 마사지가 편마비 견관절에 미치는 영향. 대한재활의학회지 2002; 26: No. 4
- 성상윤, 김돈규, 서경묵, 강시현, 박헌종 : 편마비 환자의 어깨 관절 통증에서 근육내 저주파 전기자극 치료의 효과. 대한재활의학회지 2008; 32: No. 5
- 윤태상, 김대환, 박진우, 권범선, 류기형, 이호준, 박여경, 심재훈 : 편마비 후 견

관절 통증의 원인 분석. 대한재활의학회지 2010; 34: No. 2

- 손민균, 조강희, 윤상진, 이태성, 이광재 : 편마비 환자에서 견관절 아탈구에 대한 기능적 전기자극 치료의 효과. 대한재활의학회지 2007; 31: No. 1

- 황기훈, 이지형, 심영주, 김기찬, 정호중 : 편마비 환자의 견관절 아탈구에 대한 테이핑 신전율 차이에 따른 효과 비교. 대한재활의학회지 2010; 34: No. 3

- 홍진영, 전포성, 손영근, 최현욱, 이지형, 강승훈, 김인택 : 견관절 통증을 동반한 편마비 환자의 자기공명 관절 조영술 소견. 대한재활의학회지 2008; 32: No. 6

- 윤명하 : 스테로이드의 사용지침. 대한통증학회지 2004; 17 (Suppl.): 45-53

- 이상훈, 고덕환, 박진영 : 어깨 수술법. J Korean Med Assoc 2009; 52(8): 795- 804

- 이상훈, 정문상, 김정서, 이도영 : 어깨 수술의 방법과 최신 지견. J Korean Med Assoc 2014 August; 57(8): 667-678

- 이호준 : 흔히 발생하는 어깨 통증의 감별진단. J Korean Med Assoc 2014 August; 57(8): 653-660

- 조강희 : 어깨 통증. 가정의학회지 2003; 24: 416-426

- 정웅교 : 견관절 통증의 치료에서 근골격 초음파의 유용성. J Korean Med Assoc 2016 March; 59(3): 205-212

- 남형석, 이시욱 : 흔히 발생하는 어깨 통증에 대한 보존적 치료. J Korean Med Assoc 2014 August; 57(8): 661-666

- 이시욱 : 흔히 발생하는 어깨 통증의 감별진단과 치료. J Korean Med Assoc 2014 August; 57(8): 651-652

- 김양수, 옥지훈 : 흔히 접하는 어깨 질환. 대한류마티스학회지 Vol. 18, No. 1, March, 2011

- MARTIN J. KELLEY, PT, DPT, OCS, PHILLIP W. MCCLURE, PT, PhD, BRIAN G. LEGGIN, PT, DPT, OCS : Frozen Shoulder: Evidence and a Proposed Model Guiding Rehabilitation. journal of orthopaedic & sports physical therapy. 2009; 39: No. 2 135-148

- Giovanni Merolla, Sanjay Singh, Paolo Paladini, Giuseppe Porcellini : Calcific tendinitis of the rotator cuff : state of the art in diagnosis and treatment. J Orthopaed Traumatol 2016; 17: 7-14

- Sushil G Kachewar, DevidasS Kulkarn: Calcific Tendinitis of the Rotator Cuff : A Review. Journal of Clinical and Diagnostic Research. 2013 Jul, Vol-7(7): 1482-1485

- Mohamed Taha ElShewy : Calcific tendinitis of the rotator cuff. World J Orthop 2016 January 18; 7(1): 55-60

- Giovanni Merolla, Mahendar G. Bhat, Paolo Paladini, Giuseppe Porcellini : Complications of calcific tendinitis of the shoulder: a concise review. J Orthopaed Traumatol(2015) 16: 175-83

- Francesco Oliva1, Alessio Giai Via1 and Nicola Maffulli : Physiopathology of intratendinous calcific deposition. Oliva et al. BMC Medicine 2012, 10:95

- ALBERTO BAZZOCCHI, MD, PhD, 1PATRIZIA PELOTTI, MD, 1SALVATORE SERRAINO, MD, 1MILVA BATTAGLIA, MD, GRAZIANO BETTELLI, MD, ISABELLA FUSARO, MD, GIUSEPPE GUGLIELMI, MD, ROBERTO ROTINI, MD and UGO ALBISINNI, MD : Ultrasound imaging-guided percutaneous treatment of rotator cuff calcific tendinitis: success in short-term outcome. Br J Radiol 2016; 89: 20150407

- Won Duck Choi, MD, Dong Hyun Cho, MD, Yong Ho Hong, MD, Jae

참고문헌

Hyun Noh, MD, Zee Ihn Lee, MD, Seung Deuk Byun, MD : Effects of Subacromial Bursa Injection With Corticosteroid and Hyaluronidase According to Dosage. Ann Rehabil Med 2013;37(5): 668-674

- Hee Sang Kim, M.D., Jong Ha Lee, M.D., Dong Hwan Yun, M.D., Jee Sang Yun, M.D., Yong Won Shin, M.D., Jinmann Chon, M.D., Dae Gyu Hwang, M.D. : Th e Shoulder Gradient in Patients with Unilateral Shoulder Impingement Syndrome. Ann Rehabil Med 2011; 35: 719-724

- Woo Hyung Lee, MD, Hyun Kyung Do, MD, Joong Hoon Lee, MD, Bo Ram Kim, Jee Hyun Noh, Soo Hyun Choi, Sun Gun Chung, MD, PhD, Shi Uk Lee, MD, PhD, Ji Eun Choi, PhD, Sei Hee Kim, Min Jee Kim, Jae Young Lim, MD, PhD : Clinical Outcomes of Conservative Treatment and Arthroscopic Repair of Rotator Cuff Tears:A Retrospective Observational Study. Ann Rehabil Med 2016;40(2): 252-262

- Jae Min Kim, MD, Min Wook Kim, MD, PhD, Hyun Jung Do, MD : Influence of Hyperlipidemia on the Treatment of Supraspinatus Tendinopathy With or Without Tear. Ann Rehabil Med 2016;40(3): 463-469

- Yang Soo Kim, Nam Yeon Heo, Min Wook Kim : The Test-Retest Reliability of Supraspinatus Cross-Sectional Area Measurement by Sonography. Ann Rehabil Med 2011; 35: 524-528

- Mi Ri Suh, MD, Won Hyuk Chang, MD, PhD, Hyo Seon Choi, MD, Sang Chul Lee, MD, PhD : Ultrasound-Guided Myofascial Trigger Point Injection Into Brachialis Muscle for Rotator Cuff Disease Patients With Upper Arm Pain: A Pilot Study. Ann Rehabil Med 2014; 38(5): 673-681

- Youbin Yi, MD, Jae Seong Shim, MD, Kee Won Kim, MD, So Ra Baek, MD, Se Hee Jung, MD, Won Kim, MD, Tai Ryoon Han, MD : Prevalence of the

Rotator Cuff Tear Increases With Weakness in Hemiplegic Shoulder. Ann Rehabil Med 2013; 37(4): 471-478

- Woo Hyun Jeon, MD, Gun Woong Park, MD, Ho Joong Jeong, MD, Young Joo Sim, MD : The Comparison of Effects of Suprascapular Nerve Block, Intra-articular Steroid Injection, and a Combination Therapy on Hemiplegic Shoulder Pain: Pilot Study. Ann Rehabil Med 2014; 38(2): 167-173

- Jeong Gue Choi, MD, Joon Ho Shin, MD, MS, Bo Ra Kim, MD : Botulinum Toxin A Injection into the Subscapularis Muscle to Treat Intractable Hemiplegic Shoulder Pain. Ann Rehabil Med 2016; 40(4): 592-599

- Myung Hun Jang, MD, Chang Hyung Lee, MD, PhD, Yong Il Shin, MD, PhD Soo Yeon Kim, MD, PhD, Sung Chul Huh, MD : Effect of Intra-articular Hyaluronic Acid Injection on Hemiplegic Shoulder Pain After Stroke. Ann Rehabil Med 2016; 40(5): 835-844

- Jin Woo Kang, M.D., Sun Hong Song, M.D., Jung Hoi Koo, M.D., Dong Kyu Kim, M.D., Young Jin Joo, M.D., Tae Hoon Kim, M.D., Kwang Duk Joh, M.D., Ui Nyeong Kim, M.D. : The Intra-articular Shoulder Injection of Botulinum Toxin A on Stroke Patients with Complex Regional Pain Syndrome. J Korean Acad Rehab Med 2010; 34: 683-690

- Sung Hwan Kim, MD, Kang Wook Ha, MD, Yun Hee Kim, MD, Pyong Hwa Seol, MD, Ho Jun Kwak, MD, Seung Wan Park, MD, Byung Ju Ryu, MD : Effect of Radial Extracorporeal Shock Wave Therapy on Hemiplegic Shoulder Pain Syndrome. Ann Rehabil Med 2016; 40(3): 509-519

- Jae Young Lim, MD, PhD; Jae Hyeon Koh, MD, MS; Nam Jong Paik, MD, PhD. : Intramuscular Botulinum Toxin-A Reduces Hemiplegic

Shoulder Pain. A Randomized, Double-Blind, Comparative Study Versus Intraarticular Triamcinolone Acetonide. Stroke. 2008; 39: 126-131

• Alexander W. Dromerick, MD, Dorothy F. Edwards, PhD, Ashok Kumar, MD : Hemiplegic shoulder pain syndrome: frequency and characteristics during inpatient stroke rehabilitation. Arch Phys Med Rehabil 2008; 89: 1589-93.

• In Sook Lee, Yong Beom Shin, Tae Yong Moon, Yeon Joo Jeong, Jong Woon Song, Dong Hyun Kim : Sonography of Patients with Hemiplegic Shoulder Pain After Stroke: Correlation with Motor Recovery Stage. AJR 2009; 192: W40-44

• Carlo Martinoli, MD, Stefano Bianchi, MD, Nicolo` Prato, MD, Francesca Pugliese, MD, Maria Pia Zamorani, MD, Maura Valle, MD, Lorenzo E. Derchi, MD : US of the Shoulder: Non-rotator Cuff Disorders. RadioGraphics 2003; 23: 381-01

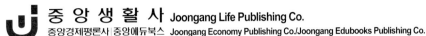

중앙생활사 Joongang Life Publishing Co.
중앙경제평론사│중앙에듀북스 Joongang Economy Publishing Co./Joongang Edubooks Publishing Co.

중앙생활사는 건강한 생활, 행복한 삶을 일군다는 신념 아래 설립된 건강 · 실용서 전문 출판사로서 치열한 생존경쟁에 심신이 지친 현대인에게 건강과 생활의 지혜를 주는 책을 발간하고 있습니다.

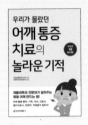

우리가 몰랐던 어깨 통증 치료의 놀라운 기적

초판 1쇄 발행 | 2018년 7월 18일
초판 3쇄 발행 | 2022년 8월 17일

지은이 | 박성진(SungGin Bahk)
펴낸이 | 최점옥(JeomOg Choi)
펴낸곳 | 중앙생활사(Joongang Life Publishing Co.)

대   표 | 김용주
책임편집 | 한옥수
본문디자인 | 박근영

출력 | 케이피알 종이 | 에이엔페이퍼 인쇄 | 케이피알 제본 | 은정제책사

잘못된 책은 구입한 서점에서 교환해드립니다.
가격은 표지 뒷면에 있습니다.

ISBN 978-89-6141-219-3(03510)

등록 | 1999년 1월 16일 제2-2730호
주소 | ㉾ 04590 서울시 중구 다산로20길 5(신당4동 340-128) 중앙빌딩
전화 | (02)2253-4463(代) 팩스 | (02)2253-7988
홈페이지 | www.japub.co.kr 블로그 | http://blog.naver.com/japub
네이버 스마트스토어 | https://smartstore.naver.com/jaub 이메일 | japub@naver.com
♣ 중앙생활사는 중앙경제평론사 · 중앙에듀북스와 자매회사입니다.

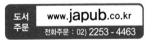

도서
주문   www.japub.co.kr
        전화주문 : 02) 2253 - 4463

※ 이 도서의 국립중앙도서관 출판시도서목록(CIP)은 서지정보유통지원시스템 홈페이지(http://seoji.nl.go.kr)와
   국가자료공동목록시스템(http://www.nl.go.kr/kolisnet)에서 이용하실 수 있습니다.(CIP제어번호:CIP2018019212)

중앙생활사/중앙경제평론사/중앙에듀북스에서는 여러분의 소중한 원고를 기다리고 있습니다. 원고 투고는 이메일을 이용해주세요. 최선을 다해 독자들에게 사랑받는 양서로 만들어드리겠습니다. **이메일** | japub@naver.com